AF744786

Cancer et parcours de soins

L'odyssée du malade

Éthique et pratique médicale
fondée par Richard Moreau
Collection dirigée par Roger Teyssou

La collection « Éthique et pratique médicale » est une tribune qui permet à tous les acteurs du monde de la santé, professionnels, enseignants, administrateurs, économistes et patients d'exposer leurs opinions, de décrire leur expérience et de proposer des solutions aux problèmes posés par une profession en pleine mutation, et ce en toute indépendance et en conformité avec la déontologie et les bonnes pratiques médicales.

Dernières parutions

Olivier NKULU KABAMBA, *La réflexivité dans la relation soignant-soigné. Un regard éthique sur l'empathie*, 2023.
Marc BAUDET, Catherine DAUGAREIL, *Comprendre pour mieux prévenir les maladies cardio-vasculaires. Mieux vaut prévenir que guérir*, 2023.
Padrig MAHE, *Vers un mieux-vivre en EHPAD, Guide pratique pour déployer une Offre d'Activités et d'Animations (OAA)*, 2023.
Jacques MORNAT, *Presque tout sur la médecine en France. Pour mieux comprendre le système de santé*, 2023.
Michel BOURIN, *Faire face au polyhandicap*, 2023.
Dr Pierre MESTOUDJIAN, *La méthode facile pour arrêter de fumer du jour au lendemain, Le nouvel antidote du tabac*, 2023.
Thibaut COUSSENS-BARRE, *La patrimonialisation des collections d'échantillons biologiques*, 2022.
Christian PIROLLI, *Passeur... Par maux et par mots de patients, la parole d'un médecin*, 2022.
Faouzia PERRIN, *L'État et la santé. Quelle finalité à la politique de santé ?*, 2022.
Michel PINGET et Arnaud BUBECK (dir.), *Regards croisés sur le diabète. La maladie chronique : une rupture dans le temps de la vie*, 2022.
Pierre-Luc L'HERMITE, *La preuve médicale au XXIe siècle*, 2022.
Bernard MARROT, *Politique d'organisation du système de santé en France*, 2022.

Michel Bolla

Cancer et parcours de soins

L'odyssée du malade

Préface de Norbert Ifrah,
président de l'Institut National du Cancer

L'Harmattan

© L'Harmattan, 2023

5-7, rue de l'École-Polytechnique – 75005 Paris

www.editions-harmattan.fr

ISBN : 978-2-14-048985-3
EAN : 9782140489853

Remerciements

J'exprime ma vive reconnaissance aux nombreux malades qui ont inspiré ce travail, et ma gratitude aux collègues et amis qui ont bien voulu m'apporter leur expertise en relisant tout ou partie de l'ouvrage relevant de leur compétence : Pr Jean-Claude Bensa (Immunologie), Pr Vincent Bonneterre (Médecine du travail), Pr Edmond Chambaz (Biochimie) Pr Philippe Cinquin (Innovations technologiques) Marc Colonna (Registre du cancer de l'Isère), Pr Jean-Luc Descotes (Urologie), Dr Catherine Exbrayat (ODLC) , Pr Gilbert Ferretti (Imagerie et Radiologie Médicale), Jean-Yves Giraud (Radiophysique), Dr Leila Gofti-Laroche, Dr François Le Marc'Hadour (Anatomo-pathologie), Pr Mathieu Laramas (Oncologie médicale), Pr Joël Lunardi (Génétique), Pr Jean-Marc Phelip (Gastro-entérologie), Pr Christian Righini (ORL), Dr Olivier Roux (Conseil départemental de l'Ordre des Médecins de l'Isère), Pr Arnaud Seigneurin (Epidémiologie, économie de la santé et prévention), Dr Camille Verry (Cancérologie-Radiothérapie), Pr Jean-Philippe Vuillez (Médecine nucléaire), Dr Alain Marmonier.

Je remercie chaleureusement les médecins, radiophysiciens, manipulateurs, secrétaires ainsi que le personnel de la Clinique Universitaire de Cancérologie-Radiothérapie avec qui j'ai eu le plaisir d'exercer, et mon épouse pour son soutien et ses précieux conseils.

« Le sage a deux langues, l'une pour dire la vérité, l'autre pour dire ce qui est opportun »

Euripide (480-406 av J.C.)

Préface

Plus de mille cancers sont découverts chaque jour par nos concitoyens. Les progrès thérapeutiques survenus dans ces épreuves sont fréquemment rapportés dans les médias. En revanche, le parcours de soins du malade, conditionné par la nature et le stade de la maladie, trop souvent chargé de détresse, l'est moins. Achevant à peine quarante années de confrontation à ces aventures humaines riches mais violentes, le Professeur Michel Bolla a voulu transmettre son expérience de ce parcours initiatique, acquise auprès de malades adultes. Celle-ci est riche : homme bienveillant et généreux, internationalement reconnu, il a enseigné cette discipline à l'Université de Grenoble, formé de nombreux spécialistes, traité des milliers de malades, présidé un temps la Société Française de Radiothérapie Oncologie et participé à la création du pôle Cancer de la Fédération Hospitalière de France.

L'ouvrage propose une description moderne, physiopathologique, des éléments qui conduisent à la cancérisation d'une cellule et au détournement à ses fins du microenvironnement voisin. Celle des premiers symptômes et des éléments qui conduisent au diagnostic- sans omettre le parcours humain que la situation impose. Il retrace sa transposition parfois avant-gardiste à Grenoble en s'appuyant sur des observations concrètes et illustratives, qui n'omettent ni les guérisons ni les échecs. Il décrit tour à tour l'importance de la prévention, l'arrivée de nouvelles idées, de nouveaux médicaments et le dur chemin qu'il faut pour les implanter, l'impérieuse nécessité de la recherche clinique. La dimension vécue de ce devoir de mémoire transparaît à chaque page. Puisse le lecteur y percevoir la lutte permanente de l'approche pluridisciplinaire, et trouver un soutien à sa détermination et son espoir de guérison.

Professeur Norbert Ifrah
Président de l'Institut National du Cancer

Sommaire

Avant-propos

Tapi dans le silence de nos gènes, le cancer accompagne le destin de l'humanité. Evoqué 1500 ans avant J.C sur le papyrus d'Edwin Smith (1822-1906) à propos de tumeurs du sein, le père de la médecine, Hippocrate (460-377 av J.C.), le nomme « karkinos » cancer en grec, allusion à ses ramifications en pinces de crabe. Ce mot fatidique, longtemps occulté de façon paternaliste pour protéger les malades, ou édulcoré en évoquant la présence de rares cellules malignes, ou encore révélé sans accompagnement car trop lourd à porter, résonne comme un arrêt de mort.

C'est un fléau personnel, familial, social, économique[1]. En 2017, 3.800.000 personnes vivaient avec un cancer ou en étaient guéries. L'augmentation de la population, son vieillissement et l'exposition aux facteurs de risque ne cesse d'accroître le nombre de cas : 433.136 d'après les projections statistiques pour 2023 : 245.610 chez l'homme et 187.526 chez la femme[2]. En 2018, on déplorait 89.600 décès chez l'homme (première cause de mortalité) et 67.800 chez la femme [3] (seconde cause de mortalité après les maladies cardio-vasculaires). Le diagnostic précoce, l'approche pluridisciplinaire, la richesse de l'arsenal thérapeutique accroissent la probabilité de guérison à 5 ans, 80 % chez l'enfant et l'adolescent et 55% chez l'adulte. Sa prise en charge est totale quel que soit le statut social du patient.

---

[1] Coût de 15.6 milliards d'euros en 2017 https://www.ameli.fr/fileadmin/user-upload/documents/DP-Cartographie-des-depenses-et-pathologies.pdf

[2] Institut national du cancer. Panorama des cancers en France. Edition 2023 p13

[3]Defossez G. et al. Estimations nationales de l'incidence et de la mortalité par cancer en France métropolitaine entre 1990 et 2018. Volume 1-Tumeurs solides. Saint Maurice (fra) : santé publique France, 2019. Février 2019.

En 1998 et 2000, les malades cancéreux ont voulu s'affranchir de la conspiration du silence qui régnait autour d'eux. Un élan citoyen, digne de celui qui accompagna la rédaction des cahiers de doléances en 1788 sous le roi Louis XVI, anima leurs Etats Généraux organisés par la Ligue nationale de lutte contre le cancer sous l'égide du président de la République, Jacques Chirac. Ils exigèrent l'écoute, l'information et leur prise en charge psychologique. Dès 2003, la lutte se structura autour de plans nationaux, en mobilisant les acteurs de santé publique sur la prévention, le dépistage, l'organisation des soins, la recherche, l'accompagnement du patient et de ses proches, et l'après-cancer.

Le premier plan cancer (2003-7) portait la création de l'Institut national du cancer (INCa) et la mise en application de soixante-dix mesures - auxquelles participèrent des professionnels de la cancérologie et des associations de patients - couvrant le paysage cancérologique du dépistage à la fin de vie. La mesure 40 faisait figure de révolution copernicienne en plaçant le malade au cœur des soins et en donnant aux médecins l'occasion de vivre « cette alliance du devoir de science et du devoir d'humanité »[4] . La prise en charge du patient devait être holistique, prêtant attention à sa douleur, à l'altération de son état nutritionnel, à sa souffrance psychologique, à toute difficulté administrative juridique ou sociale. Le second plan (2009-13) a personnalisé la prise en charge du malade et accéléré l'innovation thérapeutique. Le troisième (2014-19) s'est concentré sur les besoins et attentes des malades (adultes, enfants et adolescents) et de leurs proches, instaurant le droit à l'oubli. La stratégie décennale (2021-2030) de l'INCa s'est donné 4 priorités : améliorer la prévention, limiter les séquelles et améliorer la qualité de vie, lutter contre les cancers de mauvais pronostic dont la survie à 5 ans est inférieure à 20%, et s'assurer que les progrès bénéficient à tous.

Les progrès thérapeutiques sont fréquemment rapportés dans les médias. En revanche, le parcours de soins du malade conditionné par la nature et le stade de la maladie l'est moins.

---

[4] Bernard J. Grandeur et tentations de la médecine. Buchet Chastel 1976, Paris, p 317

Pourtant le malade « comme ce guerrier lucide, ne pourra combattre que s'il comprend les buts de son combat »[5], pour affronter sur un temps long plusieurs étapes avant d'apercevoir l'horizon de la guérison.

« C'est vivre une seconde fois que de revenir sur tous les pas de sa carrière »[6] : l'expérience acquise auprès de malades adultes, mes responsabilités hospitalo-universitaires, le contact avec l'épaisseur des vies sont devenus écriture, avec ce vade-mecum. L'ouvrage s'ouvre sur la genèse du cancer et ses facteurs de risque, puis aborde les différentes étapes qui jalonnent ce parcours initiatique - diagnostic, bilan d'extension, réunion de concertation pluridisciplinaire, annonce du diagnostic, modalités thérapeutiques pour cancers localisés de l'adulte, évaluation, surveillance, rechute, guérison, observations de patients guéris - pour se terminer sur la recherche clinique, l'innovation thérapeutique et la prévention. Ce vade-mecum, certes non exhaustif, reflète mon vécu et ma sensibilité : le lecteur pourra percevoir la lutte permanente de l'approche pluridisciplinaire, et le malade trouver un soutien à sa détermination et son espoir de guérison.

[5] Soljenitsyne A., Le pavillon des cancéreux, Fayard, 1982. Cité par Hoerni B In L'archipel du cancer. Le cherche midi Editeur 1994, p 73

[6] Mémoires de Madame Roland, édition présentée et annotée par Paul de Roux, Paris, Mercure de France, 1966 et 1986, p305-307

Cancérogénèse
La cellule cancéreuse

Le cancer est apparu avant l'aube de l'humanité, dès la formation d'organismes pluricellulaires. La cellule normale, pour satisfaire « le rêve d'une cellule, devenir deux cellules » (François Jacob, 1920-1973), copie ou duplique au préalable ses composants, dont son matériel génétique représenté par l'acide désoxyribonucléique (ADN). Cette duplication doit être rigoureusement fidèle, car toute erreur peut conduire à une mutation génique capable de générer une maladie, le cancer notamment. Une mutation est la modification de l'ADN par le remplacement d'une paire de base par une autre (substitution), la perte d'une base (délétion), l'ajout d'une paire de base (insertion) ou par les remaniements des chromosomes (translocation, recombinaisons, transpositions). La fréquence d'apparition des mutations augmente avec l'âge.

L'être humain constitué de 30.000 milliards de cellules de 200 types différents est soumis à ce risque, alors que chaque jour un milliard d'entre elles se renouvelle pour remplacer les cellules mortes ou non viables. Fort heureusement des systèmes de détection des modifications déclenchent l'intervention de complexes moléculaires de réparation des lésions de l'ADN. Ces systèmes sont fondamentaux au maintien de l'intégrité du génome, au même titre que le système immunitaire qui détruit les cellules porteuses d'une anomalie génétique importante.

Le cycle de division cellulaire est déclenché par l'action de facteurs de croissance, reconnus par des récepteurs, qui activent des cascades de composants intracellulaires aboutissant finalement à la duplication de la cellule. A l'état normal, il est strictement maîtrisé par l'action de systèmes de contrôle qui activent ou freinent la prolifération ; l'activation excessive par des oncogènes potentiels contribue à une prolifération cellulaire anarchique, cancéreuse, alors que d'autres gènes, les anti-oncogènes, qui font normalement office de freins normaux peuvent libérer la prolifération tumorale en cas de défaillance.

De la cellule à la tumeur

La cellule cancéreuse devient insensible aux signaux qui s'opposent à sa prolifération, devient génétiquement instable, et perd la capacité d'une cellule saine de s'autodétruire de façon physiologique par une mort cellulaire programmée ou apoptose. Elle se divise indéfiniment, induisant la création de nouveaux vaisseaux (angiogenèse) pour la nourrir de façon optimale. La colonie cellulaire tumorale finit par envahir les tissus environnants, puis emprunter les vaisseaux sanguins et lymphatiques pour coloniser à distance os, poumons, foie, ganglions, cerveau, y formant des métastases.

Le développement de cette tumeur formée de cellules normalement non présentes dans l'organisme sollicite le système immunitaire, moyen de défense général ultime, par le jeu d'anticorps et de cellules tueuses capables de neutraliser et éliminer des cellules reconnues comme étrangères : ces mécanismes sont à la base du développement de l'immunothérapie en oncologie.

Chromosomes et gènes

Le cancer résulte d'une dysrégulation entre les gènes suppresseurs de tumeurs (anti-oncogènes) qui jouent le rôle de frein et contrôlent le cycle cellulaire et la réparation de l'ADN, et les gènes qui accélèrent les mutations (oncogènes). En fait la majorité des oncogènes favorisent la prolifération cellulaire et par ce biais peuvent accélérer l'apparition de nouvelles mutations.

Les gènes sont parties constitutives des 46 chromosomes - 23 légués par la mère, autant par le père- contenus dans le noyau de nos cellules dont le diamètre n'excède pas un centième de millimètre.

Un chromosome est une molécule d'acide désoxyribonucléique (ADN) formée de deux brins enroulés l'un autour de l'autre, la double hélice des prix Nobel James Watson et Francis Crick, compactée avec des protéines spécifiques pour former la chromatine. Chaque brin est une suite de nucléotides formés eux-mêmes de l'assemblage de trois molécules : un sucre (désoxyribose), un résidu phosphate identique dans tous les nucléotides et une base azotée différente selon le nucléotide, adénine (A), thymine (T), guanine (G) et cytosine(C), quatre lettres qui constituent l'alphabet du code génétique, code universel de la vie. Ces bases s'apparient de façon complémentaire et immuable sur les 2 brins, A à T et G à C, comme les barreaux d'une échelle.
Nos cellules contiennent environ 23.000 gènes qui constituent notre génome. Un gène est une succession de nucléotides formant une séquence d'ADN : chacun correspond à une phrase particulière de l'information génétique « transmise d'une cellule à sa descendance par l'intermédiaire d'une série d'étapes précises et coordonnées. D'abord, les gènes situés sur les chromosomes sont dupliqués lorsqu'une cellule se divise et sont transmis aux cellules filles. Puis un gène, sous la forme d'ADN, est converti en une copie d'ARN[7]*. Enfin ce message d'ARN est traduit en protéine*[8]*. Autrement dit, le gène est transcrit en ARN, qui à son tour est traduit en protéine, produit ultime de l'information génétique, qui va exécuter la fonction codée par le gène »*[9]

[7] Dans l'ARN (acide ribonucléique) le pentose est le ribose et les quatre bases cycliques sont l'adénine, la guanine, la cytosine et l'uracile

[8] Macromolécule formée d'une ou plusieurs chaînes polypeptidiques possédant une séquence en acide aminés et un poids moléculaire caractéristiques.

[9] Mukherjee S. L'Empereur de toutes les maladies. Une biographie du cancer. Traduit de l'anglais par P. Kaldi. Flammarion 2013, p 409

Les protéines étroitement associées à l'ADN dans la chromatine (histones, protamines) sont des composants régulateurs de l'expression des gènes, en étant elles-mêmes modifiables au cours de la vie cellulaire et du cancer. Ce type de régulation de l'expression des gènes sans altération de leur séquence définit un processus épigénétique. Par ailleurs, on a découvert ces dernières années que des domaines d'ADN ne codant pas de gènes actifs, pouvaient transcrire des ARN de petite taille («micro-ARN ») pouvant réguler eux-mêmes l'expression d'ARN messagers actifs et s'impliquer de ce fait dans l'évolution tumorale. Ces notions vont venir enrichir la caractérisation des tumeurs par leur profil d'anomalies moléculaires et aider éventuellement des prises en charge individualisées.

Prédisposition génétique au cancer

Les mutations de gènes sont somatiques ou germinales. Les mutations somatiques affectent toutes nos cellules à l'exception des spermatozoïdes et des ovules qui représentent la lignée germinale. Les mutations somatiques sont les plus nombreuses, elles ne sont pas transmises à la descendance. La tumeur et ses métastases, peuvent muter à leur tour, et l'analyse par séquençage de l'ADN tumoral discrimine les mutations activatrices pour lesquelles un traitement spécifique peut s'envisager. Les mutations germinales sont moins fréquentes, de l'ordre de 5%, elles sont présentes à la naissance et transmissibles à la descendance.

Plus de 80 gènes de prédisposition génétique ont été identifiés, dont le plus connu est le gène BCRA, gène de réparation de l'ADN : ses mutations BRCA1 (pour BReast CAncer 1) et BRCA2 (pour BReast CAncer 2)[10] se retrouvent dans 5 à 10 % des cancers du sein. Une femme porteuse de ce gène muté a un risque cumulatif de développer un cancer du sein de 72% pour la

[10] Narod SA. Nat Rev Clin Oncol 2010 ,7 , p 702-707

mutation BRCA1 et de 69% pour la mutation BRCA2 ; celui de développer un cancer de l'ovaire de 44 et 17% respectivement.

Deux stratégies sont discutées en réunion de concertation pluridisciplinaire pour conjurer ce risque : la surveillance mammaire annuelle avec imagerie par résonnance magnétique pour intervenir à la moindre suspicion, ou la mastectomie bilatérale avec ovariectomie bilatérale, ce que choisit l'actrice Angelina Jolie, porteuse d'un gène BRCA muté, dont la grand-mère, une tante et la mère avaient eu un cancer du sein. L'actrice fit part sur le *New York Times* de sa mastectomie bilatérale prophylactique puis à distance d'une ovariectomie bilatérale[11], conduite qui motiva plusieurs femmes confrontées à la même situation, à faire de même.

D'autres mutations sont plus rares, par exemple :

- la mutation constitutionnelle d'un gène de réparation de l'ADN, expose au syndrome de Lynch ou syndrome HNPCC (Hereditary Non Polyposis Colorectal Cancer) qui augmente le risque de cancer colorectal avec possibilité de développer d'autres cancers, gynécologiques notamment.
- la mutation du gène APC (polypose adénomateuse colique) augmente le risque de cancer colorectal, de l'intestin grêle et du pancréas.
- la mutation du gène RB1 transmise par le père ou la mère au nourrisson puis celle du gène RB2 dans les rétinoblastes de celui-ci, provoque un rétinoblastome, tumeur de la rétine chez le nourrisson et l'enfant de moins de 5 ans.
- la mutation du gène RET, responsable du cancer médullaire familial de la thyroïde et parfois d'une néoplasie endocrinienne multiple.

Une consultation d'oncogénétique est proposée aux patients présentant un cancer du sein ou du colon-rectum, une polypose colique, un syndrome sein-ovaire : les antécédents familiaux de cancer de l'ovaire ou du sein, l'âge de survenue du cancer, son uni ou bilatéralité sont pris en compte Le généticien, l'oncologue et le psycho-oncologue expliquent à la personne concernée que les mutations, BRCA ou autres, sont compatibles avec une

---

[11] Grossman S.G. Rambam Maimonides Med J. 2015 ; 6 (4) :e0037.doi :10.5041/RMMJ.10222

prédisposition génétique héréditaire, à rechercher chez les membres apparentés, après consentement éclairé.

Après prélèvement sanguin, il est procédé au séquençage de l'ADN afin d'identifier les gènes de prédisposition à des fins prédictives et thérapeutiques. Vingt huit plateformes hospitalières de génétique moléculaire réparties sur le territoire, assurent simultanément un séquençage de nouvelle génération de l'ADN d'un grand nombre de gènes - voir le génome complet - de plusieurs individus, en comparant la séquence du patient à une séquence de référence. « Le dispositif national d'oncogénétique s'organise autour de 148 sites de consultation répartis dans 104 villes en France métropolitaine et dans les départements d'Outre-mer; 77.478 consultations d'oncogénétique ont été réalisées en 2017 dont près de 55.000 dédiées aux cancers du sein et de l'ovaire, avec un délai médian de réponse de 22 semaines [12] ».

---

[12] Plan Cancer 2014-2019. Cinquième rapport au Président de la République, p 20

II

Epidémiologie

Facteurs de risque

Le Centre international de recherche contre le cancer (Circ) situé à Lyon, étudie le potentiel cancérogène de produits chimiques, de mélanges complexes (pollution atmosphérique par exemple), d'agents physiques et biologiques, ainsi que celui des expositions professionnelles et des facteurs comportementaux. Depuis 1971, plus de 1000 agents ont été évalués et classés par le Circ en 4 groupes de cancérogénicité.

L'évaluation de chaque agent et de chaque exposition est détaillée dans d'imposantes monographies, qui font le point pour chaque facteur de risque suspecté sur l'ensemble des études internationales publiées : elles prennent en compte des données humaines, expérimentales chez l'animal, mais aussi des données cellulaires et mécanistiques. La version française de ce classement est disponible sur le site cancer-environnement[13].

En fonction du progrès des connaissances, le classement de certaines expositions évolue avec le temps.

Groupe 1 : agent cancérogène, parfois appelé cancérogène avéré ou cancérogène certain, au nombre de 121[14]
Groupe 2A : agent probablement cancérogène (89)
Groupe 2B : agent peut-être cancérogène, parfois appelé cancérogène possible (315)
Groupe 3 : agent inclassable quant à sa cancérogénicité (497)
Groupe 4 : agent probablement pas cancérogène

---

13 https://www.cancer-environnement.fr/478-Classification-des-substances-cancerogenes.ce.aspx

14 Dernière mise à jour : 12/12/2020, site IARC : https://monographs.iarc.fr/fr/agents-classes-par-les-monographies-du-circ-2/

Agents biologiques

Virus et bactéries participent de l'oncogenèse : le virus d'Epstein Barr pour le cancer du nasopharynx, structure anatomique située en arrière des fosses nasales ; les papillomavirus humains (HPV) responsables de 99% des cancers du col de l'utérus ; les virus de l'hépatite B et C pour le cancer du foie ; la bactérie *Helicobacter pylori* pour celui de l'estomac. Il reste beaucoup à apprendre, y compris le degré d'implication de virus oncogènes animaux dans la survenue de cancers humains.

Expositions environnementales

Elles sont dues à la pollution atmosphérique et aux matières particulaires fines de moins de 2.5 microns de diamètre qu'elle contient[15] ou au radon (gaz radioactif qui existe naturellement dans notre environnement), deux facteurs de risque de cancer du poumon. Le rayonnement ultraviolet, solaire ou autrefois produit en cabine de bronzage, est connu du public pour être responsable de cancers cutanés.

Expositions liées au mode de vie

La fumée du tabac est un mélange complexe de produits chimiques avec une soixantaine de carcinogènes, responsables de cancers du poumon et des voies aéro-digestives supérieures (lèvres, cavité buccale, larynx, pharynx). Le tabagisme passif accroît également le risque de cancer. Selon l'Organisation

[15] ARC. IARC monographs on the evaluation of carcinogenic risks to humans. Volume 109. Outdoor air pollution. Lyon : International Agency for Research on Cancer

mondiale de la santé (OMS), le tabac aurait tué 100 millions de personnes au XXième siècle. Fumer un paquet de cigarettes par jour pendant un an entrainerait l'apparition de mutations somatiques au niveau des cellules des organes suivants : poumon (150), larynx (97), pharynx (39), cavité buccale (23), vessie (18), foie (6) [16]. L'alcool est incriminé dans la genèse du cancer du pharyngo-larynx et l'association alcool-tabac est responsable d'une majeure partie des cancers de l'œsophage.

Expositions professionnelles

L'exposition à l'amiante, la plus connue du grand public, est interdite en France depuis 1997. Elle est responsable du cancer de la plèvre (mésothéliome), et s'avère aussi un facteur de risque des cancers du poumon, du larynx et des ovaires. L'exposition aux poussières de bois, très fréquente, est responsable du cancer des fosses nasales et des sinus de la face. De nombreux produits chimiques sont cancérogènes : le benzène (leucémies), les amines aromatiques (cancer de vessie), les hydrocarbures aromatiques polycycliques (cancer du poumon, de la vessie et de la peau), certains pesticides (lymphome hodgkinien et cancer de prostate). Enfin, les radiations ionisantes (rayons X, gamma, radio-isotopes, radium) sont associées à un excès de risque de cancer : hémopathie, sarcome, et cancer de la thyroïde par exposition accidentelle à l'iode radioactif.

Face à la question des déterminants professionnels éventuels, du ou des cancers d'un patient, il est important de s'adresser à un centre de consultation de pathologie professionnelle et environnementale, présent dans presque tous les CHU de France métropolitaine[17] afin de bénéficier d'un avis spécialisé. Dans certains cas, cette consultation permettra de faire le nécessaire pour une indemnisation à titre de réparation du préjudice auprès du régime de sécurité sociale (déclaration en

---

[16] Alexandrov L.B. et al. Science. 2016, 354, p 618-622

[17] Liste des consultations de pathologie professionnelle https://www.anses.fr/fr/system/files/RNV3P-CPP.pdf

maladie professionnelle) ou de fonds d'indemnisation spécifique : FIVA pour les victimes de l'amiante, ou depuis 2020 le fonds d'indemnisation des victimes de pesticides.

Le médecin du centre de consultation de pathologie professionnelle reviendra sur l'ensemble des métiers et expositions du patient durant toute sa carrière, car l'exposition causale est souvent à rechercher plusieurs décennies avant le diagnostic. Parfois des situations de cas groupés de cancers dans un même atelier ou une même entreprise, sont identifiées et signalées à la cellule de veille et gestion des alertes pour investigation ; l'investigation sera effectuée sous l'égide de Santé Publique France, au sein de groupes constitués localement, regroupant notamment épidémiologistes et spécialistes de pathologie professionnelle (dispositif GAST)[18].

Expositions aux produits pharmaceutiques

C'est l'oncologue qui explique au patient le rapport bénéfice-risque de chaque traitement. Les traitements hormonaux peuvent avoir un effet cancérogène via des mécanismes génotoxiques. Le diethylstilbestrol, administré autrefois pendant la grossesse en cas de menace de fausse couche, exposa la descendance féminine aux cancers du vagin ou du col de l'utérus. Les contraceptifs oraux de type oestroprogestatifs combinés, augmentent le risque de cancer hépatocellulaire. En matière de traitement substitutif de la ménopause, les estrogènes utilisés seuls augmentaient le risque de cancer de l'ovaire, et la diminution à grande échelle de l'hormonothérapie de substitution aux œstroprogestatifs a réduit significativement le risque de cancer du sein. Le tamoxifène, administré plus de 5 ans pour réduire le risque de récidive du cancer du sein, augmente sensiblement celui de cancer de l'endomètre.

---

18 https://www.santepubliquefrance.fr/maladies-et-traumatismes/maladies-liees-au-travail/alertes-en-sante-travail-le-dispositif-gast

Les médicaments antinéoplasiques, alkylants par exemple, exposent au risque de leucémies. Les immunosuppresseurs prescrits après greffes d'organes pour éviter leur rejet, exposent au risque de lymphome malin, cancer de la peau ou d'autres localisations. La radiothérapie est créditée d'un risque faible de second cancer dans le territoire irradié plus de quatre ans après : par exemple, l'irradiation pour cancer de prostate génère un risque estimé à 3% : parmi les cancers radio-induits, celui de la vessie est le plus fréquent. L'association chimiothérapie-radiothérapie est faiblement cancérogène.

Impact psychologique

Il arrive que des patients interpelés par le laps de temps entre la découverte de leur cancer et un traumatisme qui a émaillé leur vie, ou par un sentiment de culpabilité, pensent l'avoir « fabriqué ». Le rôle potentiel des émotions négatives a souvent été évoqué : « quand un fumeur développe un cancer du poumon, c'est bien chez lui le tabac qui est en cause. Et bien, de la même manière, cette incapacité à gérer nos émotions négatives augmente le risque d'avoir un cancer … soit parce que ces évènements de notre vie psychique ont entrainé le cancer directement, soit parce qu'ils ont contribué à l'explosion d'un mini-cancer jusque là invisible, contrôlé par notre système immunitaire et qui, subitement, à l'occasion de cette baisse de nos défenses liées à l'impact de notre psychisme sur notre système immunitaire, va sortir à la lumière et permettre d'être diagnostiqué ».[19]

Des études animales et humaines suggèrent en effet que le stress et la dépression modifient la réponse immunitaire. Le stress chronique activerait l'axe hormonal représenté par l'hypothalamus, l'hypophyse[20] et les glandes surrénales, avec

[19] Khayat D. L'Enquête Vérité, Vous n'aurez plus jamais peur du cancer Albin Michel. 2018, p 139

[20] Glande endocrine située à la base du cerveau -sous l'hypothalamus auquel elle est reliée- qui sécrète plusieurs hormones.

un relargage de médiateurs neuro-hormonaux : ceux-ci altéreraient la réponse immunitaire en réduisant l'activité de cellules tueuses naturelles et celle des lymphocytes T cytotoxiques, avec production de cytokines [21] à activité inflammatoire. Le stress altérerait aussi la structure de l'ADN et de ses mécanismes de réparation, pouvant générer des mutations somatiques ou perturber l'apoptose[22].

La recherche ne cesse d'approfondir la nature des connexions entre le système nerveux central, les phénomènes endocriniens et la modulation de la réponse immunitaire pour établir un lien de causalité entre psychisme et cancer. Récemment, une étude menée sur un modèle expérimental par des équipes de l'Institut Pasteur, a montré que la modification du microbiote intestinal engendrée par un stress chronique diminuait le taux de métabolites lipidiques dans le sang et le cerveau, pouvant conduire à un état dépressif[23].

En pratique l'écoute bienveillante du clinicien, renforcée selon le besoin par l'intervention du psycho-oncologue permet aux patients de mettre des mots sur leurs maux. « Le principal inconvénient est de prendre le risque de majorer la culpabilité des patients, qui peuvent se sentir responsables de leur état psychique et donc de la survenue de leur cancer, et augmenter leur souffrance »[24] .

Les registres du cancer

Les premiers registres ont été créés dans les années 1970. En 1986, la création du Comité National des Registres (CNR) les a inscrits dans une politique nationale de santé publique et de recherche : ils précisent l'épidémiologie du cancer, à savoir la

[21] Substances produites par des globules blancs qui agissent comme messager ou médiateur d'autres cellules. In Dictionnaire des cancers. B. Hoerni 3e édition ; Ed. Frison-Roche, 2006, p 175

[22] Reich E.M.V. et al. Lancet Oncol. 2004, 5, p 617-25

[23] La lettre de l'Institut Pasteur Février 2021, p 8

[24] Berthet L. « Psychogénèse » du cancer : phénomène d'attribution ou réalité. La Presse Médicale. 2009, 6, p 1017

répartition géographique, les facteurs favorisants, l'incidence (nombre de nouveaux cas d'un cancer donné, sur un territoire donné, en une année), le taux d'incidence standardisée [25] l'évolution dans le temps, le taux de guérison ; ils fournissent ainsi de précieux arguments aux professionnels de santé et aux décideurs, pour lutter contre cette maladie. Leurs activités sont consultables à l'adresse indiquée en bas de page.[26]

En 1991, les registres qualifiés par le CNR se sont regroupés au sein du réseau français des registres de cancers Francim (France Cancer Incidence et Mortalité) qui vise à « harmoniser les pratiques d'enregistrement, de coordonner et de faciliter les travaux réalisés par les registres de cancer existants, de fournir à la communauté les indicateurs épidémiologiques utiles à la connaissance et à la prise en charge des cancers en lien avec différents partenaires institutionnels »[27] .

Le réseau national de santé publique Santé publique France (SPF) et Francim, recueillent de façon permanente les données confidentielles des médecins référents de services hospitaliers, laboratoires d'anatomopathologie et cabinets médicaux, sous couvert du secret médical. Un travail collaboratif conduit par SPF, Francim, l'INCa et le pôle de santé publique des Hospices civils de Lyon, a permis d'estimer le nombre de cancers pour l'année 2023, d'après les données épidémiologiques de Francim disponibles jusqu'en 2018, complétées par des projections jusqu'en 2023.

Conformément au règlement général sur la protection des données (RGPD), le malade dispose de droits sur les

---

[25] « le taux d'incidence « standardisé » est calculé en supposant que la structure d'âge de la population étudiée est identique à celle d'une population de référence (par exemple la structure d'âge de la population mondiale pour le « taux standardisé sur la population mondiale »). Ainsi,
l'augmentation du taux d'incidence standardisé d'un cancer sur une période reflète directement la hausse du risque d'être atteint (ou de décéder) de ce cancer pendant cette période. Institut national du cancer. Panorama des cancers en France 2023

[26] http://lesdonnes.e-cancer.fr/Themes/Les-registres-de-cancers/Presentation-et-resume-des-activites-des-registres-generaux

[27] https://www.e-cancer.fr/Expertises-et-publications/plateforme de données en cancérologie).

informations qui le concernent, droit d'accès, de rectification, d'opposition, de limitation du traitement de ses données.

L'évolution vers un registre national, constitue probablement à terme un enjeu important, de même que l'exploitation des données grâce à l'intelligence artificielle en préservant leur confidentialité, avec une adaptation juridique des statuts des registres.

III

Diagnostic

« Le diagnostic de cancer ne correspond pas à un verdict instantané et sans appel. C'est plutôt une progression de quelques semaines, en général de quelques jours, rarement de quelques heures, qui peu à peu fait passer d'une possibilité à une probabilité, puis à une certitude »[28].

Quelques symptômes

Certains symptômes attirent l'attention, précocement en cas d'atteinte d'une fonction vitale comme la phonation, la déglutition ou la respiration, ou tardivement lorsque le cancer siège dans un organe profond, comme le pancréas ou l'ovaire. Face à leur persistance ou leur aggravation, il est préférable de consulter le médecin traitant - acteur de santé publique, du parcours de soin et de la coordination - plutôt que de tergiverser. Le rendez-vous doit être donné dans un temps raisonnable pour ne pas retarder le diagnostic et la mise en route du traitement le cas échéant : en cas de cancer avéré, plus le délai entre le symptôme initial et le diagnostic est bref, plus le cancer est localisé et le traitement efficace. Relatons quelques symptômes.

cerveau : céphalées inhabituelles et répétées, plutôt le matin et en fin de nuit, accompagnées de nausées, de vomissements, qui ne s'améliorent pas avec le traitement antalgique simple ; crise d'épilepsie.

---

[28]Hoerni B. L'archipel du cancer. Le cherche midi éditeur, 1994, p 33

sphère ORL : douleur en avalant (odynophagie) accompagnée d'une douleur à l'oreille (otalgie réflexe); gêne à la déglutition d'aliments solides, puis de liquides (dysphagie); obstruction nasale.

poumons *:* toux inhabituelle parfois accompagnée d'une expectoration maculée de sang (hémoptysie), gêne respiratoire (dyspnée), essoufflement, douleur de poitrine.

sphère gynécologique : nodule mammaire découvert au cours de la toilette ; écoulement sanguinolent par le mamelon ; pertes sanguines vaginales en dehors des menstruations chez la femme non ménopausée ou ménopausée.

sphère digestive : douleurs d'estomac, nausées, vomissement sanguinolent (hématémèse); présence de sang dans les selles de couleur rouge (rectorragie) ou noire (méléna); alternance opiniâtre de diarrhée et de constipation, perte de poids.

sphère urologique : augmentation de la fréquence des mictions (pollakiurie), gêne pour uriner (dysurie), présence de sang dans les urines (hématurie) ou dans le sperme (hémospermie) .

sphère hématologique : apparition de ganglion(s) au niveau du cou, des aisselles, de l'aine, perceptibles à la palpation, pouvant s'accompagner d'une fièvre et/ou de sueurs nocturnes ; amaigrissement ; fatigue tenace.

peau : grain de beauté (naevus) asymétrique, à bords irréguliers, de couleurs multiples, d'évolutivité rapide.

Au cours de la consultation, le praticien prend note des antécédents médicaux, personnels et familiaux, et recueille les caractéristiques du ou des symptôme(s) : date de survenue, évolution, retentissement sur l'état général. Guidé par l'interrogatoire l''examen clinique suit, prévenant et non intrusif, la parole du médecin accompagnant son geste. Les données sont recueillies sur ordinateur, dont la position ne doit pas gêner l'échange visuel entre patient et médecin. Selon la nature de la séméiologie le médecin peut revoir le patient après un bref délai ou demander d'emblée un bilan biologique et radiologique, au terme duquel le diagnostic présumé permettra d'orienter le patient vers le spécialiste d'organe concerné.

Diagnostic anatomopathologique

Le diagnostic anatomopathologique authentifie le diagnostic clinique : il est effectué après prélèvement d'un échantillon tumoral - sous anesthésie locale ou générale - selon le site de la tumeur, par le spécialiste d'organe ou le chirurgien.

Après une préparation technique des fragments tumoraux qui requiert plusieurs jours, l'anatomo-pathologiste les examine au microscope optique à des grossissements variables, et décrit la nature histologique du cancer selon son architecture tumorale et l'aspect morphologique des cellules qui la composent. En cas d'exérèse chirurgicale, la pièce opératoire est d'abord soumise à un examen macroscopique pour identifier, mesurer et décrire la morphologie tumorale.

Des techniques complémentaires assureront la recherche de structures particulières, comme la présence de récepteurs sur la membrane des cellules ou d'altérations moléculaires à l'intérieur de son noyau. Dans un avenir proche, la microscopie électronique à haute résolution visualisera les images du cancer en trois dimensions, avec l'architecture des molécules vivantes à l'échelle nanométrique (10^{-9} mètre) : elle permettra d'analyser les relations entre le tissu tumoral et péri-tumoral et l'interaction entre la drogue et les cellules tumorales.

Le compte-rendu anatomo-pathologique comporte des termes souvent mentionnés en réunion de concertation pluridisciplinaire, utiles à connaître : nombre total de biopsies, nombre de biopsies positives et longueur de l'envahissement sur chacune d'elle ; dimensions de la tumeur; distance en mm entre la tumeur et la tranche de section chirurgicale ; présence sur la tranche de section chirurgicale de cellules malignes ; présence de cellules malignes en transit dans la lumière des vaisseaux ou des canaux lymphatiques (emboles) ; cellules malignes entourant des filets nerveux ;

nombre de ganglions identifiés sur une pièce de curage ganglionnaire ; nombre de ganglions envahis par le cancer; rupture de la capsule du ganglion.

Pluralité des cancers

Le cancer n'est pas monolithique, il n'y a pas un cancer mais une mosaïque de cancers, chacun avec ses caractéristiques histologiques, biologiques et génétiques.

Les tumeurs solides sont les plus fréquentes : elles ont une distribution variable, cancers du sein, de la prostate, du colon-rectum, du poumon, de l'appareil urinaire, de l'axe tête et cou , de la peau, des os, des tissus moux…

Les hémopathies malignes sont les cancers des cellules, tissus ou organes qui produisent le sang. Il s'agit des hémopathies myéloïdes et lymphoïdes. Les hémopathies myéloïdes affectent des cellules issues de la moelle osseuse : les unes sont chroniques, hémopathies myéloïdes chroniques, les autres aiguës, les leucémies myéloblastiques. Les hémopathies lymphoïdes procèdent de la transformation des cellules lymphoïdes : les unes sont liquides, les leucémies aiguës ou chroniques ; les autres solides, les lymphomes malins répartis en lymphome de Hodgkin et lymphomes non hodgkiniens. Il existe des états frontières entre leucémies et lymphomes caractérisés par la prolifération d'une famille de cellules lymphoïdes : le myélome multiple et la maladie de Waldenström.

Deux cancers fréquents

Il s'agit du cancer du sein le plus fréquent chez la femme et rare chez l'homme (1% des cas), et du cancer de la prostate le plus fréquent chez l'homme. Leur diagnostic et leur traitement seront approchés dans les chapitres XIII et XVI. Esquissons leur portrait anatomopathologique.

Cancer du sein

Le sein est une glande à sécrétion externe. Il est composé de lobes subdivisés en lobules qui produisent le lait en période d'allaitement, et de canaux galactophores reliant les lobules au mamelon où s'achemine le lait. Le cancer du sein est un adénocarcinome[29]. Il siège plus fréquemment sur les canaux galactophores que sur les lobules. Il nait sur leur épithélium[30] où il se développe de façon in situ avant d'infiltrer la membrane sous jacente, qu'il franchit pour devenir invasif : vingt pour cent des cancers sont in situ et 80% invasifs.

La positivité des biopsies du foyer tumoral individualisé par la mammographie et ou l'échographie, déclenche l'exérèse chirurgicale suivie de l'examen anatomopathologique et immunohistochimique de la pièce opératoire dont les paramètres revêtent une valeur pronostique fondamentale :
- taille tumorale
- architecture tumorale d'après le grade de Scarff-Bloom et Richardson évalué selon 3 critères : la différence morphologique entre le tissu mammaire sain et pathologique, les anomalies des noyaux cellulaires (atypies) et la division cellulaire (activité mitotique). Le grade I de pronostic plus favorable que le grade II, lui-même plus favorable que le III.
- présence d'emboles vasculaires, cellules malignes en transit dans les vaisseaux sanguins ou lymphatiques.

---

[29] Cancer ou carcinome développé à partir du revêtement ou épithélium d'une glande. In B. Hoerni. Dictionnaire des cancers. Frison-Roche Editeur 3° édition, 2006, p 33

[30] Tissu de revêtement, généralement pas vascularisé, constitué de plusieurs couches de cellules juxtaposées reposant sur une membrane basale qui le sépare des tissus sous-jacents. In Hoerni B. 2006, opus cit. p 218

- capacité de prolifération tumorale appréciée par l' l'index mitotique. Celui-ci indique le degré de division cellulaire : un pourcentage inférieur à 5% est de bon pronostic, un pourcentage supérieur à 30% de mauvais pronostic, avec entre les deux une zone grise. Une autre technique est le marquage de l'antigène Ki-67 en immunohistochimie, exprimé pendant la division des cellules cancéreuses : un pourcentage élevé est un facteur de mauvais pronostic.
- envahissement des ganglions prélevés dans l'aisselle lors du curage, en indiquant leur nombre.
- statut des récepteurs hormonaux à l'oestradiol et à la progestérone dont le pourcentage dans les cellules tumorales marquées en immunohistochimie par des anticorps spécifiques. Ces récepteurs servent d'ancrage à l'oestradiol et à la progestérone[31], comme une serrure pour une clé. Le couple hormone-récepteur migre ensuite vers le noyau cellulaire pour délivrer un message de synthèse de protéines ou de division cellulaire.
- statut du récepteur HER2, récepteur au facteur de croissance épidermique humain (human epidermal growth factor receptor 2 ou HER2), dont l'expression est codée par l'amplification du gène ERBB2. Ce statut est défini par un score sur des coupes de tissu en immunohistochimie et par l'amplification du gène par technique de biologie moléculaire (FISH) avec un microscope à fluorescence. Le score est fonction du nombre de récepteurs HER2 par cellule sur plus de 10% de cellules tumorales : 0 (absence du récepteur) ; 1+ (faible présence du récepteur) ; 2+ présence du récepteur sans amplification du gène ; 2+ présence du récepteur avec amplification du gène ; 3+ présence du récepteur avec surexpression du gène

Au total trois sous-types sont individualisés dont le pronostic et le traitement différent :

---

[31] Hormone produite par les ovaires, surtout au cours de la seconde moitié du cycle menstruel.

- cancer avec récepteurs hormonaux à l'oestradiol[32] (RE+) ou à la progestérone (RP+) dont le taux élevé garantit l'efficacité de l'hormonothérapie et le taux bas l'inefficacité.
- cancer HER2 positif. (HER2+) de score 2+ et 3+.
- cancer triple négatif (RE- RP- HER-) souvent rencontré chez les patientes avec mutation BRCA 1 ou 2.

Cancer de la prostate

La prostate, glande à sécrétion externe, est faite de tubes et d'acini glandulaires qui confluent dans les canaux éjaculateurs. Elle « sécrète un liquide destiné à enrichir le sperme. Elle est située sous la vessie, au carrefour des voies urinaires et séminales (qui véhiculent le sperme), traversée de haut en bas par l'urètre - canal qui évacue les urines de la vessie- et par les canaux éjaculateurs »[33] .

Le cancer peut être perceptible au toucher rectal, qui n'explore que la zone postérieure de la prostate, sous la forme d'un nodule, avant de gagner progressivement l'ensemble du lobe et franchir la capsule qui recouvre la prostate.

Le dosage sanguin du PSA (pour antigène spécifique de prostate), est indispensable. Son taux peut être anormal alors que le toucher rectal s'avère normal ; inversement, son taux peut s'avérer négatif alors que le toucher rectal est pathologique.

C'est majoritairement un adénocarcinome qui prend naissance au niveau des cellules sécrétrices de l'épithélium des tubes glandulaires, au-dessus d'une assise de cellules basales qui disparaît au cours de la progression tumorale. Les biopsies de prostate, effectuées suite à une IRM multiparamétrique positive, sont la clé du diagnostic. En cas de diagnostic difficile, l'immunohistochimie affirme la malignité par la disparition de

---

[32] forme la plus active biologiquement des oestrogènes, hormones produites surtout par les ovaires.

[33] Cussenot O., Fournier G. Dans la tourmente de la prostate. Prévenir, détecter et guérir sans séquelle. Comprendre et participer aux décisions. Favre 2020, Lausanne, p 21

l'assise de cellules basales et la synthèse anormale de la protéine Racémase par les cellules tumorales.

L'architecture tumorale est évaluée selon les grades de Gleason : du grade 1 (architecture tumorale bien différenciée) au grade 5 (architecture tumorale indifférenciée). L'addition du grade de la zone la plus différenciée à celui de la zone la moins différenciée définit le score de Gleason de 2 à 10 : le score de 7 désigne un cancer à risque intermédiaire , les scores 8, 9 et 10 un cancer à haut-risque.

La classification de l'International Society of Urological Pathology (ISUP) est plus discriminante quant au pronostic ; elle est juxtaposée au score de Gleason : groupe 1 (score de Gleason ≤ 6), 2 (score 3+4), 3 (score 4+3), 4 score (4+4, ou 3+5 ou 5+3), 5 (score 4+5, ou 5+4, ou 5+5). Plus le groupe ISUP croit, plus le risque de récidive augmente, plus la survie diminue.

IV

Stade

Bilan d'extension

L'imagerie médicale est indispensable pour préciser le diagnostic et l'étendue du cancer : locale, régionale par l'envahissement des ganglions lymphatiques proches du site tumoral, à distance par la présence de métastase(s) : osseuse, pulmonaire, hépatique, cérébrale, ganglionnaire...

L'imagerie donne sa cartographie personnalisée, un des paramètres clefs de la décision thérapeutique, afin d'envisager une chirurgie d'exérèse en précisant les rapports de la tumeur avec les organes et vaisseaux de voisinage. Grâce aux apports de la physique et de l'informatique, l'imagerie n'est plus photographique mais numérique, s'affranchissant « des limitations radiologiques, en offrant une analyse quantitative d'un plan de coupe, à partir de la mesure en chaque point image (pixel) de ce plan, d'un paramètre physique. On fait correspondre à la grille-image reconstruite, une échelle de gris ou de couleurs. Elle permet une visualisation de coupes anatomiques sur un écran, leur reproduction sur un support papier et leur transmission à distance par tout moyen informatique »[34].

Les objectifs et les modalités de l'examen radiologique, sont expliqués aux patients par le cancérologue, qui s'assure de l'absence de contrindications à l'injection intraveineuse du produit de contraste utilisé pour analyser l'infiltration tumorale, telles qu'une insuffisance rénale, ou une hypersensibilité au

---

[34] J.F. Lebas et al. . L'imagerie médicale. Des innovations technologiques majeurs au service du diagnostic. In Grenoble Métropole Santé. Histoire d'un destin partagé avec la ville et l'Université. Editions 1 Berger. 2019, p 285

produit ; il indique aussi au radiologue, ou au spécialiste de médecine nucléaire, les renseignements utiles à l'interprétation personnalisée de l'examen : données cliniques, diagnostic anatomopathologique, et le cas échéant la thérapeutique prodiguée.

Lors de la prise de rendez-vous, un formulaire qui détaille les modalités et la préparation exigée est donné au patient. Le jour du rendez-vous il est accueilli par un manipulateur d'électroradiologie qui gère la conduite de l'examen sous le contrôle du médecin radiologue ou nucléaire ; ce dernier s'entretiendra ultérieurement avec le malade. Après analyse, médecin spécialiste en radiologie ou en médecine nucléaire fournissent un compte rendu précis de l'extension du cancer, en suggérant le cas échéant un complément d'imagerie, selon sa nature et l'étape du parcours de soins.

Le scanner X (ou tomodensitométrie) est l'examen le plus sollicité : il explore en un seul temps et en quelques secondes, à l'aide de coupes transversales millimétriques jointives, le thorax, l'abdomen et le pelvis (petit-bassin) grâce à un multi-détecteur et un algorithme de reconstruction de l'image ultra rapide.

L'imagerie par résonnance magnétique (IRM) utilise un champ magnétique créé par un grand aimant à l'intérieur duquel se trouve le patient, couché sur le dos. Les atomes d'hydrogène contenus dans l'eau des tissus traversés sont excités (ce qui est à l'origine du bruit répétitif lors de l'examen), et les signaux émis lors des coupes transversales consécutives réalisées, fournissent des images qui ressemblent à s'y méprendre à des coupes anatomiques. L'injection d'un produit de contraste contenant du gadolinium améliore les performances de l'examen. L'IRM est contrindiquée chez les patients porteurs de métaux ferromagnétiques (éclats métalliques dans l'œil, certains stimulateurs cardiaques ou certaines prothèses anciennes) qui devront le signaler au manipulateur d'électroradiologie, les prenant en charge.

L'échographie est une technique non irradiante utilisant des ondes ultrasonores produites par un cristal placé dans une sonde émettrice et réceptrice manipulée par le radiologue. Elle explore le cou, l'aisselle, le sein, l'abdomen (le foie surtout), le petit bassin, et par voie endo-rectale la prostate. Au contact de la peau sur laquelle elle glisse grâce à un gel qui évite l'absorption des ultrasons dans l'air, elle balaie de façon perpendiculaire l'organe à explorer : les échos réfléchis sur les différentes parois sont analysés par le dispositif électronique associé à la sonde. Le radiologue réalise une étude anatomique des organes, et les images sur l'écran sont les coupes de l'organe examiné.

La scintigraphie osseuse recherche des métastases après injection par voie intraveineuse d'un produit à base de biphosphonates liés à un isotope radioactif le technécium 99m. Ce produit va se fixer avec une grande affinité sur les zones d'hyper-remodelage osseux. Une caméra enregistre le rayonnement gamma produit par l'isotope radioactif, et l'ordinateur qui lui est connecté restitue sur un écran l'image de sa répartition sur le squelette. L'hyperfixation du produit injecté sur un segment osseux révèle la présence d'une métastase, à confirmer en cas de doute par une IRM pour éliminer une séquelle de fracture, un foyer arthrosique ou inflammatoire.

La tomographie par émission de positons[35] *(TEP)* est une technique scintigraphique. Elle réalise une cartographie de l'extension tumorale avec des images métaboliques couplées à des coupes anatomiques scanner du corps entier. La substance radioactive utilisée, qui sert de traceur, est le fluorodésoxyglucose (^{18}F-FDG), association d'un sucre, le déoxyglucose, à un isotope le Fluor 18 fabriqué dans un cyclotron : injecté par voie intraveineuse chez un patient à jeun et au repos, il se fixe sur les cellules cibles et émet des positons : ceux-ci percutent les électrons environnants et émettent des photons (particules de lumière) qui partent dans deux directions opposées. Ces couples de photons sont captés par la couronne de détecteurs qui entoure le patient et un traitement informatique reconstitue à partir des émissions de photons, l'image de l'organe étudié. La captation cellulaire du ^{18}F-FDG reflète la consommation de glucose des cellules, très augmentée dans les cellules cancéreuses des lymphomes,

---

35 Particule élémentaire de même masse que l'électron, mais porteuse d'une charge électrique positive

cancers du poumon, cancers du sein, cancers digestifs, notamment. Les sites tumoraux repérés et localisés avec précision grâce à la fusion des images de la TEP avec les images anatomiques du scanner révèlent le ou les foyers métaboliques pathologiques. La TEP s'est enrichie récemment d'autres molécules, également marquées par du fluor 18 ou d'autres émetteurs de positons, en particulier le gallium 68, plus adaptés à la détection des cancers de la prostate ou des glandes endocrines.

Le compte rendu de l'examen d'imagerie réalisé par le radiologue ou le médecin nucléaire et les images - qu'elles soient sur papier, CD rom ou un site informatique sécurisé - sont remis au malade. Celui-ci doit les avoir à disposition pour l'usage du médecin consulté, afin d'éviter une nouvelle demande non justifiée, à moins qu'elles soient déjà sur le réseau de l'établissement de soins. Les examens d'imagerie se renouvellent régulièrement après traitement pour en évaluer le résultat, ou en cours de surveillance pour confirmer la rémission complète, ou identifier précocement une résurgence du cancer.

Classification TNM

Les données de l'examen clinique, du diagnostic anatomo-pathologique et du bilan d'extension définissent le stade selon la classification TNM de l'Union internationale contre le cancer (UICC) : T pour Tumor, N pour Node et M pour Metastasis. La version initiale fut élaborée par le professeur Pierre Denoix[36] (1912-1990) chirurgien de l'Institut Gustave Roussy (Villejuif). Cette classification, véritable révolution culturelle, m'évoque l'ordonnance de Villers-Cotterêts de François 1er en 1539, qui rendit la langue française obligatoire dans les actes publics. Bannie la mention d'un ganglion cervical de la dimension d'un abricot, d'une tumeur de l'amygdale du volume d'une cerise, d'un nodule mammaire du diamètre d'un petit pois, place au

[36] Denoix P. La maladie cancéreuse, J-B. Baillère, Paris, 1968

pied à coulisse en clinique et aux mensurations automatiques en imagerie !

Chaque localisation anatomique - cerveau, cavité buccale, sinus de la face, oropharynx, pharynx, larynx, poumon, œsophage, estomac, pancréas, colon, rectum, sein, utérus, vagin, ovaires, rein, vessie, prostate, verge, peau- dispose d'une classification clinique (cTNM) établie avant le traitement, et d'une classification histopathologique (pTNM), réalisée d'après la pièce opératoire.

Classification clinique (cTNM)

Elle est fondée sur le résultat de l'examen clinique, de l'imagerie, de l'endoscopie, des biopsies, de l'exploration chirurgicale. Voici un exemple très partiel avec le cancer du sein.

Statut de la tumeur (T)

- T1b : nodule cancéreux mobile par rapport à la peau, d'un cm ou moins de diamètre
- T1c : nodule supérieur à 1cm mais inférieur à 2cm
- T2 : nodule entre 2 et 5 cm
- T3 : nodule supérieur à 5 cm
- T4 : nodule envahissant la peau, quel que soit son diamètre

Statut des localisations ganglionnaires lymphatiques (N)

- N0 : pas de ganglion perceptible au niveau de l'aisselle et du creux sus-claviculaire du côté de la tumeur,
- N1 : présence de ganglion dans l'aisselle.

Statut des métastases à distance (ganglions et/ou organes) :

- M0 : absence de métastase
- M1 : présence de métastase(s).

Classification histopathologique (pTNM)

Elle « s'appuie sur les constations faites avant le traitement complétées ou modifiées par les observations supplémentaires recueillies au cours de l'acte chirurgical et de l'examen histopathologique »[37].

Statut pT de la tumeur
La catégorie pT est identique à la catégorie cT.

Statut pN des ganglions
Il implique une exérèse appropriée des ganglions pour affirmer l'absence de métastase ou évaluer la catégorie pN la plus élevée.
- pN0 : pas d'envahissement ganglionnaire
- pN1a : métastase dans 1 à 3 ganglions axillaires

Cette classification est ésotérique pour le patient qui serait confronté à sa lecture sur un document le concernant. L'interprétation suivante pourrait l'aider, à soumettre certes au cancérologue concerné :
- cT1N0, cT2N0 M0 ou pT1pN0, pT2 pN0 M0 : cancer localisé.
- cT3, cT4 M0, pT3, pT4 M0, N1 ou pN1 M0 quel que soit le stade de la tumeur (T) : cancer localement avancé.
- M1 ou pM1 (présence de métastase(s) à distance : cancer avancé.

Au total la classification TNM standardise les tumeurs malignes, fournit des indications utiles au pronostic et au traitement - dont elle permet d'évaluer les résultats selon le stade - et facilite la recherche et l'évaluation de la cancérologie. La dernière édition donne une classification pronostique avec les caractéristiques biologiques tumorales - grade histologique, statut des récepteurs hormonaux et signatures moléculaires- qui affinent le pronostic et la décision thérapeutique.

---

[37] TNM classification des tumeurs malignes. Septième édition. 2010 Cassini Paris. p 8

V

Réunion de Concertation Pluridisciplinaire (RCP)

Le professeur Denoix formalisa la RCP, réunion hebdomadaire conviant au moins un représentant de la trinité cancérologique : chirurgie, radiothérapie et oncologie médicale. Etymologiquement concertation signifie dispute, conflit, bataille intellectuelle, et il n'est pas exclu qu'à leur début, ces réunions entre chirurgien, radiothérapeute et oncologue médical aient pu s'apparenter à une bataille d'égo. Au fil du temps, l'intérêt du malade, l'expérience des uns et des autres, l'évaluation des résultats, l'enseignement pluridisciplinaire de la cancérologie, les stages des spécialistes d'organe en oncologie médicale et en radiothérapie, ont prévalu sur les situations passionnelles d'antan. La pratique de la RCP gagna l'ensemble des Centres de Lutte Contre le Cancer fondés par l'ordonnance du Général de Gaulle de 1945, et plus tard les centres hospitaliers universitaires (CHU), les centres hospitaliers généraux (CHG), les établissements de santé privés à but non lucratif et les établissements de santé privés d'intérêt collectif.

La circulaire DHOS 2005 du premier Plan Cancer décréta la RCP obligatoire pour chaque nouveau patient. Dans les établissements de soins, le nombre de RCP varie selon la variété des spécialités médicales et chirurgicales et la richesse du plateau technique. Citons les RCP dédiées aux tumeurs du cerveau, de la tête et du cou, de la peau, du poumon, du sein, de l'appareil digestif, ou d'origine urologique, gynécologique, hématologique, pédiatrique, ou encore aux sarcomes et tumeurs osseuses. Ajoutons les RCP de recours de niveau régional, interrégional et national, offrant l'expertise nécessaire à la prise en charge de tumeurs rares (sarcomes et tumeurs neuroendocrines) ou à la gestion de situations cliniques particulières à chaque discipline.

Chaque RCP est coordonnée par un médecin. Elle comporte au minimum un spécialiste d'organe spécifique au comité, un représentant de la chirurgie, de la radiothérapie, de l'oncologie médicale, de l'anatomie-pathologique, de l'imagerie, et selon le besoin de la biologie, de la génétique ou encore des soins palliatifs. Le médecin responsable du patient, ou celui qu'il aura délégué, présente son observation qui comprend ses antécédents médicaux, ses comorbidités, l'histoire de la maladie, le diagnostic anatomo-pathologique, le stade TNM, l'état clinique actuel et le cas échéant les traitements antérieurement reçus. L'imagerie du patient est présentée sur écran panoramique, et commentée selon sa nature par le radiologue ou le médecin nucléaire.

Au terme de la présentation, une discussion est engagée qui débouche sur une proposition thérapeutique personnalisée, fondée sur des référentiels issus de sociétés savantes nationales. Cette discussion est facilitée lorsque les participants ont l'habitude de travailler ensemble. Un compte-rendu dicté en séance par le secrétaire du comité, résume la présentation et la proposition thérapeutique ; il sera diffusé aux médecins du patient, dont le médecin traitant à qui incombe la déclaration d'affection de longue durée (ALD 30).

Qu'il me soit permis d'évoquer la genèse des RCP au CHU Grenoble-Alpes, instaurées dans les années 70 par le Professeur Daniel Hollard, hématologue, qui créa le groupement hospitalier des affections sanguines et tumorales (GHAST). Il disposait de comités hebdomadaires : hématologie, gynécologie, urologie, pneumologie, pédiatrie, auxquels s'joutait une consultation ORL animée par les professeurs Robert Charachon (chirurgien ORL) et Constantin Vrousos (oncologue-radiothérapeute). En 1980, les professeurs Constantin Vrousos), Jean Perret (neurologue, président de la commission médicale d'établissement), Pierre Couderc (anatomo-pathologiste), Yves Bouchet (chirurgien), Roger Sarrazin (chirurgien, doyen de la Faculté de Médecine) et Claude Mouriquand (histologie) créèrent l'Unité de concertation pour la recherche et le traitement des affections cancéreuses (UC) qui succéda au GHAST. L'UC disposait de locaux indépendants avec trois secrétaires médicales, une assistante sociale, une psychologue et une documentaliste. Un Conseil technique, réunissait les chefs de service des disciplines impliquées en cancérologie sous la présidence du professeur Vrousos. De nouveaux comités furent crées : tumeurs cérébrales, oncologie générale, tumeurs digestives, dermatologie, tumeurs osseuses et sarcomes des parties molles. L'évaluation thérapeutique, dont la responsabilité me fut confiée, permit l'enregistrement, le suivi et l'évaluation des patients présentés en comité, avec l'aide de médecins évaluateurs qui utilisaient un logiciel élaboré par Bernard Lachet, statisticien du Centre d'Etude Nucléaire de Grenoble (CENG). A la mi-temps des années 80, l'UC représentait un modèle de cancérologie hospitalo-universitaire, avec des consultations avancées à St Julien en Genevois et Thonon les Bains, et des Journées grenobloises de cancérologie, d'envergure nationale, organisées annuellement.

En 1997 le Professeur René Schaerer succéda au professeur Vrousos. Je pris la suite en 2000 et transformai l'UC en Fédération de Cancérologie regroupant départements, services et unités dont les activités cancérologiques en diagnostic, soins, recherche clinique étaient sinon exclusives du moins significatives. Dès 2002 nous lancions la visioconférence avec les centres hospitaliers du Réseau de Cancérologie inter-établissements de l'Arc Alpin dont j'assurais la Présidence – Annecy, Annemasse, Chambéry, Thonons les Bains – pour prendre part aux RCP du CHU de Grenoble. En mars 2006, dans la mouvance du Plan Cancer, la Fédération de cancérologie devint Centre de Coordination en Cancérologie (3C).

VI

Consultation d'annonce

L'annonce du diagnostic de cancer est un mélange d'ombre et de lumière, de vérité et d'humanité. Elle requiert de la part du médecin, connaissance de soi, expertise clinique, culture et empathie « capacité de s'identifier à autrui, de ressentir ce qu'il ressent [38] pour être sensible à sa détresse et y répondre ».

L'annonce est un pacte de soins entre le médecin et le malade, un équilibre entre « science sans conscience n'est que ruine de l'âme » (Rabelais 1483 ou 1494-1553) et « conscience sans science n'est que ruine de l'art médical » (Bernard Hoerni)[39] . C'est aussi la somme d'un savoir-être et d'un savoir-faire à transmettre aux médecins en formation, car l'hyperspécialisation de la médecine menace l'approche globale du malade.

Le dispositif d'annonce promu par l'INCa s'appuie sur deux principes :

- « tout patient atteint de cancer doit pouvoir bénéficier, au début de sa maladie et/ou en cas de récidive, d'un dispositif d'annonce organisé, à mettre en place obligatoirement dans tous les établissements habilités à traiter le cancer.
- la coordination interprofessionnelle, la communication relationnelle avec les patients et leurs proches ainsi que la souplesse dans la mise en œuvre seront pour beaucoup dans la réussite de ce dispositif et dans l'amélioration du vécu des malades ».

---

[38] Rey J. Dictionnaire historique de la langue française. Paris, Dictionnaire Le Robert, 2000

[39] Oncologue médical, ancien directeur de l'Institut Bergonié, centre de lutte contre le cancer de Bordeaux et du Sud-Ouest, et ancien Président du conseil national de l'Ordre des médecins.

La personne doit bénéficier d'un rendez-vous de consultation dans un délai acceptable, dans un lieu disposant d'un environnement calme : salle de consultation ou chambre selon les circonstances. Elle peut choisir d'être seule ou accompagnée d'un proche ou d'une personne de confiance, situation souhaitable chez la personne âgée et vulnérable.

La relation médecin malade est « une confiance rencontrant une conscience » (Louis Porte 1891-1950). Après avoir accueilli le malade, une phrase du type « vous êtes adressé par le docteur X, pourriez-vous me dire ce que vous savez de votre maladie » peut faciliter l'amorce du dialogue. Médecin et malade se parlent face à face, le médecin prenant le temps d'écouter sans interrompre hâtivement le patient qui, rassuré, perd peu à peu l'anonymat dans lequel il était plongé. Les antécédents familiaux et personnels, l'existence de pathologie(s) connexe(s), la situation familiale, les soutiens possibles, l'information que le patient veut donner à ses proches, sont pris en compte, avant l'examen clinique orienté par la maladie en cours.

L'annonce du diagnostic - qui pour le médecin ne se passe pas sans émotion non plus - est modulée par l'âge, le type anatomo-pathologique, le stade TNM, les données de l'examen clinique, le statut social et la personnalité du malade. Elle doit se faire en conformité avec le code de déontologie « le médecin doit à la personne qu'il examine, qu'il soigne ou qu'il conseille une information loyale, claire et appropriée sur son état, les investigations et les soins qu'il lui propose »[40] ; « le patient a droit à la vérité, mais il a aussi le droit de ne pas savoir ou de ne pas tout savoir, ou pas tout, tout de suite »[41].

La proposition thérapeutique de la RCP - modalités, bénéfice potentiel, toxicité aiguë et à distance, probabilité de rechute- est discutée avec le patient, et l'échange aboutit habituellement au consentement du malade par une décision partagée. Comme le stipule la loi Kouchner du 4 mars 2002 à propos des droits individuels des patients dans leur relation avec le pouvoir

[40] Décret portant code de déontologie médicale, n° 95-1000 du 6 septembre 1995 (J.O. 08-09-95)

[41] Grimaldi. A. La lettre du sénologue N°78, Octobre novembre décembre 2017.

médical et leur implication dans la décision médicale, « aucun acte médical ni aucun traitement ne peut être pratiqué sans le consentement libre et éclairé de la personne et ce consentement peut être retiré à tout moment ». La majorité des patients font confiance aux oncologues et acceptent la proposition de la RCP, qui peut s'intégrer dans un protocole de recherche clinique. Certains demandent au médecin de choisir à leur place, d'autres s'appesantissent sur la morbidité du traitement, rares sont ceux qui réclament un temps de réflexion ou désirent un second avis, auquel il convient de donner suite par un courrier circonstancié.

La consultation se termine en remettant au patient son programme personnalisé de soins. L'entretien avec l'infirmière d'annonce à des fins de conseils pratiques et de visite du service peut suivre, à moins d'être différé. Certains centres disposent d'un coordonnateur de parcours pour harmoniser les rendez-vous de traitement, de soins de support, de consultation auprès de l'assistance sociale ou du psycho-oncologue. En salle d'attente le patient trouvera sur des présentoirs les coordonnées du Comité Départemental de la Ligue contre le Cancer, ou celles d'associations de malades, ainsi que des fascicules de l'INCa sur chaque cancer.

Lorsque le malade est porteur d'un deuxième cancer (cancer synchrone), le climat devient lourd, comme ce patient d'une cinquantaine d'années, alcoolo-tabagique, qui consulte son médecin généraliste, intrigué par la modification persistante de sa voix (dysphonie). Le médecin redoute un cancer de la gorge, et l'adresse à l'oto-rhino-laryngologiste qui découvre en fibroscopie une corde vocale droite immobile en phonation, témoin d'un cancer localement avancé du larynx. Un examen endoscopique est programmé sous anesthésie générale, pour explorer le larynx, le pharynx, l'œsophage et l'arbre bronchique, à la recherche d'un cancer synchrone. Un second cancer est découvert sur la partie moyenne de l'œsophage, confirmé par biopsie. Une fois le bilan d'extension réalisé, l'observation sera présentée en RCP ORL puis de l'appareil digestif, pour le choix des traitements et de leur chronologie.

L'annonce crée un état de sidération chez le malade, suivi d'une réaction de défense. Il va traverser plusieurs phases, proches de celles du deuil décrites par E. Kubler-Ross (1926-2004)[42] : dénégation ou incrédulité, diversion avec refus ou fuite, agressivité transférée parfois sur le médecin et/ou les soignants. Puis vient le temps du marchandage pour gagner du temps sur le traitement par exemple, enfin l'acceptation au prix d'un travail sur soi avec le soutien des proches. Ces réactions « varient aussi dans leur succession, leur durée, leur éventuelle association. Toutefois elles suivent schématiquement des cadres qui aident à reconnaître et à comprendre la position du malade pour l'assister de façon appropriée, en temps opportun»[43] . Mais l'annonce prépare aussi la reconstruction : « La nuit vient ? Le jour viendra. L'obscurité porte la promesse de la lumière » (Elie Wiesel (1928-2016).

Au CHU Grenoble-Alpes, j'ai contribué à mettre en place le dispositif d'annonce au Centre de coordination en cancérologie avec Leila Gofti-Laroche, coordinatrice du réseau inter-établissements de l'arc alpin en réponse à un appel d'offres de l'Agence régionale de l'hospitalisation Rhône-Alpes : cinq emplois furent créés, médecin coordinateur du centre de coordination en cancérologie, psycho-oncologue, assistance sociale, manipulatrice d'annonce pour la clinique universitaire de cancérologie-radiothérapie et infirmière d'annonce pour la clinique universitaire d'oncologie médicale. La faisabilité du dispositif acquise, une commission placée sous l'autorité de mon collègue et ami le professeur Emile Reyt facilita son déploiement auprès des services à activité cancérologique.

L'Institut National du Cancer a développé en partenariat avec la Ligue nationale contre le cancer, une plateforme d'information **Cancer info**, dont la vocation est de « compléter, éclairer ou revenir sur les informations données par le médecin spécialiste du cancer et plus

[42] Kubler Ross E. Les derniers instants de la vie. Traduction Cosette Jubert et Etienne de Peyer Genève, Labor et Fides 1975

[43] Hoerni B. L'Archipel du cancer. Le Cherche Midi, Editeur, 1994, p 42

largement par l'ensemble de l'équipe qui accompagne le patient ». Cette plateforme offre les services suivants :

- service téléphonique au 0 805 123 124
- espace web dédié aux malades et aux proches sur le site de l'Institut, www.e-cancer.fr
- guides sur chaque cancer sur la prévention et les traitements, à disposition dans les services de soins et les pharmacies.
- guides sur l'organisation des soins en cancérologie, les démarches administratives et les droits sociaux.
- coordonnées d'associations et d'établissements autorisés à pratiquer la cancérologie.

VII

Arsenal thérapeutique

Le cancer est un enfer, l'enfer du désespoir en écho à la Divine Comédie de Dante (1265-1321), « vous qui entrez là, laissez toute espérance », malédiction que les traitements conjurent de plus en plus. L'article R.4127-8 du code de santé publique rappelle que « dans les limites fixées par la loi et compte tenu des données acquises de la science, le médecin est libre de ses prescriptions qui seront celles qu'il estime les plus appropriées en la circonstance. Il doit, sans négliger son devoir d'assistance morale, limiter ses prescriptions et ses actes à ce qui est nécessaire à la qualité, à la sécurité et à l'efficacité des soins. Il doit tenir compte des avantages, des inconvénients et des conséquences des différentes investigations et thérapeutiques possibles ».

Le soin est un acte de solidarité qui doit laisser au malade sa dignité, un capital de vie où l'expertise des médecins et soignants enrichit une relation humaine faite d'information régulière et de soutien. J'ai souhaité approcher les modalités de la chirurgie, de la radiothérapie et des traitements médicaux pour faciliter la perception du parcours de soins.

Chirurgie

Elle acquit ses lettres de noblesse au crépuscule du dix neuvième siècle, et rayonna au cours du vingtième grâce aux progrès conjugués de l'anesthésie-réanimation, de la transfusion sanguine, de l'antibiothérapie, de la connaissance de l'anatomie, de la radiologie, de l'optimisation du matériel chirurgical et de l'évolution des techniques. La possibilité de retirer rapidement la tumeur et ses ganglions satellites et supprimer si nécessaire les métastases à distance, accorda longtemps au chirurgien le statut de cancérologue de référence :

« quand le cancer est dans la cuvette il n'est plus dans le ventre » (Jean-Louis Faure 1863-1944). J'ai choisi l'exemple du cancer du sein et du col utérin pour mettre en exergue la prouesse chirurgicale, avant d'aborder l'évolution des techniques. Je ne mentionne pas la morbidité chirurgicale potentielle où interviennent les comorbidités du patient, la nature du cancer, son site et son étendue locorégionale, et le caractère radical ou conservateur de l'intervention. Pour le malade, la décision collégiale de la réunion pluridisciplinaire, l'information éclairée donnée par le chirurgien, et le climat de confiance instauré avec lui, sont des paramètres fondamentaux pour assurer l'adhésion à son traitement en toute sérénité.

Pour circonvenir l'extension du cancer la chirurgie à ciel ouvert fut par nécessité mutilante. Le professeur William Halsted (1852-1922), héros de la chirurgie radicale du cancer du sein, sacrifiait dès 1882 la glande mammaire, les muscles pectoraux sous-jacents, les ganglions lymphatiques de l'aisselle et de la région sous-claviculaire et laissait un pudique voile cutané recouvrir le relief costal ; de nos jours, en cas de mastectomie, les muscles pectoraux sont préservés, le curage est limité à la partie inférieure et moyenne de l'aisselle et la reconstruction mammaire est immédiate ou différée. Le professeur Ernst Wertheim (1864-1920), chantre de la chirurgie radicale du cancer du col de l'utérus, procédait dès 1912 à l'ablation des ganglions lymphatiques du petit-bassin, des trompes, des ovaires, de l'utérus avec les tissus alentour et du tiers supérieur du vagin.

L'exérèse totale d'un organe est effectuée, avec l'accord préalable du malade, si les conditions cliniques, anesthésiques et opératoires sont réunies, qu'il s'agisse du larynx (laryngectomie), du poumon (pneumonectomie), de l'estomac (gastrectomie), du pancréas (pancréatectomie), du colon (colectomie totale ou hémi-colectomie), du rein (néphrectomie), de la prostate (prostatectomie)...Lorsque c'est possible, le chirurgien a le souci de la reconstruction. Par exemple avec un lambeau du muscle grand dorsal pour combler la loge amygdalienne après son exérèse pour cancer localement avancé ; en reconstruisant la vessie après cystectomie avec un segment d'intestin grêle auquel uretères et urètre sont abouchés pour collecter l'urine dune part puis permettre la miction. De nos jours, le diagnostic précoce et les traitements médicaux dispensés avant chirurgie pour réduire le volume tumoral, autorisent la chirurgie conservatrice qui améliore la qualité de vie, sans perte de chance.

Dans les années 80 la chirurgie devient mini-invasive, coelioscopique grâce à l'utilisation de trocarts qui perforent la paroi abdominale. Ceux-ci permettent l'introduction d'une mini-caméra et d'instruments autorisant l'accès au théâtre opératoire transmis, amplifié, sur un écran télévisé d'où le chirurgien contrôle la progression et la coordination de ses gestes. Les années 2000 accueillirent la chirurgie assistée par robot. Penché sur une console à distance du malade, le chirurgien bénéficie d'une vision amplifiée et tridimensionnelle du champ opératoire, et il commande par des manettes et des pédales les bras du robot dotés de pinces articulées miniaturisées reliés aux instruments chirurgicaux.

Cette chirurgie mini-invasive s'accompagne d'incisions moins larges. Sa durée est plus longue qu'avec la chirurgie à ciel ouvert, mais les pertes sanguines sont plus réduites, la douleur post-opératoire moindre, l'hospitalisation raccourcie. Les résultats entre chirurgie à ciel ouvert et chirurgie mini-invasive sont superposables : un essai randomisé suédois chez des hommes de moins de 75 ans avec cancer localisé de prostate, a comparé prostatectomie radicale à ciel ouvert et prostatectomie robot-assistée : si le taux de récidive biochimique à 2 ans, évalué sur dosage du PSA était identique, il y avait moins de dysfonctionnement érectile (érection insuffisante pour assurer un rapport sexuel) avec la chirurgie robot-assistée, et moins d'incontinence urinaire avec la chirurgie à ciel ouvert [44].

Les nouvelles techniques requièrent une courbe d'apprentissage. Un essai randomisé portant sur 176 malades opérés par coelioscopie vidéo-assistée par un collectif de chirurgiens anglais, australiens et néo-zélandais pour cancer du

---

[44] Nyberg M. et al. Eur Urol Oncol 2018, 1, p 177-187

rectum a montré - grâce à une évaluation en aveugle de la qualité de l'exérèse et des erreurs techniques de chaque opérateur - que plus le score de l'opérateur était élevé, meilleure était la qualité de la résection tumorale et moindre le risque de mortalité post-opératoire [45].

La prise en charge péri-opératoire facilite la restauration de la mobilité grâce à la mise en œuvre d'une kinésithérapie, au contrôle de la douleur des nausées et des vomissements, qui concourent au bien-être du patient.

La chirurgie ambulatoire est proposée aux patients porteurs le plus souvent de cancers cutané, mammaire, gynécologique, sans comorbidité significative. Elle facilite le retour à domicile le jour de l'intervention et diminue le risque d'infection nosocomiale ; la continuité des soins est assurée par les professionnels de ville intégrés au parcours du patient. En 2017 sur les 465.643 hospitalisations réalisées pour chirurgie du cancer dans les établissements dédiés à la médecine, chirurgie et obstétrique, l'activité ambulatoire fut de 28,5 % [46].

La chirurgie ne cesse de se métamorphoser avec de nouvelles techniques :
- Optimisation de l'exérèse par transfert de l'anatomie tumorale acquise en 3 dimensions par scanner et/ou IRM au bloc opératoire, via un serveur sécurisé pour la mise en correspondance avec l'anatomie opératoire.
- Simulation d'une exérèse tumorale sur le jumeau numérique de l'organe à opérer pour préparer l'intervention et réduire le risque de complications.
- Augmentation de la réalité du champ opératoire du robot.
- Recours à des outils miniaturisés adaptés aux gestes chirurgicaux pour le recueil d'informations au contact de la tumeur et de son environnement : pour passer en zone saine, la sonde du laboratoire Prism-Inserm U1192 (Université de Lille) est couplée à un robot et reliée à un spectromètre de masse, pour analyser en temps réel la structure à réséquer. Le

---

37 Curtis N.J. et al. JAMA Surg. Published online May 6, 2020. doi :10.1001/jamasurg.2020.1004

[46] Plan cancer 2014-2019. Cinquième rapport au Président de la République. Avril 2019, p 55

prototype coolpen de Clinatec (CEA-Leti, CHU, Université Grenoble-Alpes) repère par le froid, chez le patient éveillé, les régions cérébrales motrices de la parole et des zones fonctionnelles proches de la tumeur, pour la dissection sélective de ces structures.
- Repérage des cellules malignes résiduelles sur le foyer opératoire par imagerie moléculaire.
- Amélioration de la qualité des sutures vasculaires par fluorescence pour diminuer le risque de lâchage.
- Réparation d'une lésion nerveuse ou vasculaire par des polymères chirurgicaux appliqués de façon adhésive sur la lésion, après leur activation par une lumière bleue.

Radiothérapie

Elle est née peu après la découverte en 1895 des rayons X par Wilhelm Roentgen (1845-1923) prix Nobel de Physique. Le rayonnement X casse l'ADN[47] des cellules malignes ce qui nuit à leur division, alors que les lésions induites sur l'ADN des cellules saines peuvent se réparer entre chaque séance. Elle est au carrefour de la biologie, de la radio-physique, de l'imagerie et de l'informatique. Oncologues-radiothérapeutes, physiciens médicaux titulaires du diplôme de qualification en physique radiologique et médicale, manipulateurs d'électroradiologie médicale et qualiticiens, lui donnent vie.

L'oncologue-radiothérapeute pose l'indication, choisit la technique, effectue la simulation, rédige la prescription, vérifie la mise en traitement et assure la surveillance clinique une fois par semaine pendant le traitement, puis à distance. Les

47 Le rayonnement X est un rayonnement électromagnétique, mode de transport de l'énergie dans l'espace. Il est assimilé à des grains d'énergie, les photons, qui ionisent la matière des tissus qu'ils traversent, en éjectant un ou plusieurs électrons des atomes. Il a des effets directs sur la molécule d'ADN et sur les molécules d'eau avec formation des radicaux libres H° et OH° hautement réactifs, à l'origine de lésions moléculaires. La recombinaison des radicaux OH° donnent H2O2, l'eau oxygénée, capable de casser la molécule d'ADN.

physiciens médicaux, que les malades ne voient pas et dont nous devons souligner le rôle capital auprès d'eux, réceptionnent les appareils, les calibrent, font la dosimétrie, optimisent le plan de traitement, calculent la dose et effectuent la vérification. Les manipulateurs d'électroradiologie médicale, soignants à part entière, accueillent les patients, les positionnent sur la table de l'accélérateur linéaire par laser puis scanner, vérifient l'affichage des paramètres de leur traitement, contrôlent l'exécution de l'irradiation et confèrent à l'accélérateur linéaire un visage humain. Ils s'enquièrent des effets secondaires ressentis par les patients, les accompagnent et les soutiennent le long du parcours.

Irradiation externe

Les rayons de Roentgen, de faible rendement en profondeur, convenaient aux tumeurs superficielles, avec un risque de brûlure cutanée. Après la Seconde Guerre mondiale la bombe au cobalt 60, radioélément produit en pile atomique, délivrait des rayons X dont l'énergie permettait d'affronter les tumeurs superficielles et semi-profondes. Les années 70 accueillirent les accélérateurs linéaires de particules, fournissant des rayons X de haute énergie, accessibles aux tumeurs profondes tout en épargnant la peau. La miniaturisation, les progrès de l'électronique et de l'informatique permirent la construction d'accélérateurs linéaires asservis à des systèmes informatisés pour organiser, suivre et sécuriser l'irradiation de chaque patient, de sa prescription à sa délivrance.

L'irradiation avec modulation d'intensité guidée par l'image est le standard de soin : elle « moule » les faisceaux de rayons X sur le volume à irradier et module la dose des organes sains environnants selon leur seuil. Lorsque le volume tumoral est mobile - cancers broncho-pulmonaire, mammaire, hépatique - le faisceau d'irradiation est synchronisé à la respiration du patient pour diminuer l'irradiation des tissus sains.

La radiothérapie stéréotaxique, développée au départ pour les lésions intracrâniennes, délivre par plusieurs faisceaux convergents de petit diamètre une forte dose à la tumeur, avec une précision submillimétrique, au patient immobilisé de façon adéquate par un système de contention. La radio-chirurgie s'effectue en une fraction, alors que la radiothérapie stéréotaxique hypofractionnée exige 3 à 5 fractions.

Le cyberknife est un petit accélérateur monté sur un bras robotisé. Son système d'imagerie lui permet de s'adapter au déplacement de la tumeur, au cours des mouvements respiratoires notamment, avec de multiples faisceaux non coplanaires.

La simulation, ou centrage, est une étape obligée avant le traitement. Le patient est installé sur la table du scanner, sur le dos. Il est immobilisé par un système de contention adapté au volume à irradier, un masque thermoformé pour l'irradiation ORL par exemple. Le volume à irradier est segmenté en coupes fines distantes chacune de 3mm, réceptionnées sur un écran. Le radiothérapeute délimite sur chacune d'elles, la tumeur, les aires ganglionnaire de drainage selon le besoin et les organes sains. Il peut s'aider de la mise en correspondance des coupes scanner avec les coupes IRM ou TEP préalablement effectuées. Il indique ensuite sur le logiciel de traitement la dose tumorale, la dose aux organes sains, le nombre de séances (fractionnement) et la durée du traitement (étalement), paramètres indispensables à la dosimétrie[48] effectuée par le physicien ou l'équipe de physique médicale.

L'irradiation par modulation d'intensité guidée par l'image s'effectue sur 6 à 8 semaines, à raison d'une séance par jour, 5 fois par semaine du lundi au vendredi. L'augmentation de la dose journalière et la réduction du nombre de séances définissent l'irradiation hypo-fractionnée qui offre le même contrôle local et la même qualité de vie, d'après plusieurs essais randomisés :

- après chirurgie mammaire conservatrice chez les femmes ménopausées avec curage axillaire négatif : 15 fractions sur 3 semaines (40 Gy) au lieu de 25 fractions sur 5

[48] Ensemble des opérations qui permettent de connaître la dose de rayonnements et sa répartition dans le corps, les différents tissus et le cancer traité. In B. Hoerni B. (2006) opus cit. p 196

semaines (50 Gy)

- pour cancer localisé de prostate de pronostic intermédiaire - voire dans certaines circonstances de mauvais pronostic - avec 20 fractions sur 4 semaines (60Gy) au lieu de 40 fractions en 8 semaines (80 Gy).

La radiothérapie est aussi symptomatique, ou palliative, pour décompresser la moelle épinière adjacente à la tumeur, tarir l'hémorragie de tumeurs évoluées (ORL, digestive, urologique et gynécologique), contrôler une métastase osseuse. Selon le diamètre des métastase(s) osseuse(s), une irradiation stéréotaxique de 12 Gy à 16 Gy en une séance a la même efficacité sur la douleur et le contrôle tumoral, qu'une irradiation conventionnelle de 30 Gy délivrés sur 5 jours à raison de deux séances par jour, sans effets secondaires supplémentaires, ni altération de la qualité de vie[49].

Curiethérapie

La découverte du radium 226 - substance radioactive émettrice de rayons gamma - par Pierre Curie (1859-1906), Marie Curie (1867-1934) et Henri Becquerel (1852-1908), tous trois prix Nobel de Physique, contribua à la guérison de nombreux cancers par l'implantation d'aiguilles de radium dans la tumeur. Les années 70 lui substituèrent des sources scellées de Césium 137 pour les cancers gynécologiques et des fils d'iridium 192, fins, faciles à manier, avec moins de problèmes de radioprotection, pour les cancers de la peau, des lèvres, de la langue, du sein, du canal anal.

De nos jours la curiethérapie haut-débit utilise une source radioactive introduite de façon temporaire dans l'organe à traiter pour irradier de façon très focalisée un cancer localisé : cancer de la prostate de bon pronostic ou de pronostic

---

[49] Quynh-Nhu Nguyen et al. JAMA Oncol. Published online April 25, 2019.doi :10.1001/jamaoncol. 2019.0192

intermédiaire, du col utérin avant chirurgie ou en complément de l'irradiation externe. Elle intervient en post-opératoire pour irradier le 1/3 supérieur du vagin après chirurgie du cancer de l'endomètre, ou le lit d'exérèse de la tumorectomie mammaire. Au bloc opératoire, le matériel vecteur est implanté sous anesthésie locale ou générale, selon le site anatomique. Une fois la dosimétrie effectuée sur les coupes scanner de l'implantation, les sources sont mises en place par un projecteur de sources, dans la chambre radio-protégée du patient.

La curiethérapie bas-débit reste de pratique courante pour le cancer de la prostate de bon pronostic ou de pronostic intermédiaire. Des grains d'iode 125 de 4mm de long et 0.8 mm de diamètre émettant des rayons X de faible énergie (30 Kev) sont insérés sous contrôle échographique. Ils restent à demeure, mais leur radioactivité décroît de 50% tous les 2 mois et s'annule à 12 mois. Le patient, hospitalisé la veille de l'intervention, quitte le centre de soins au plus tard le lendemain matin, sans sonde urinaire.

Protonthérapie

Les protons [50], produits par un cyclotron, ont une grande précision balistique. Leur efficacité biologique relative est proche de celle des photons. Cette technique est indiquée pour les tumeurs proches de structures sensibles : mélanome de la choroïde (enveloppe vasculaire de l'œil), tumeurs de la base du crâne, tumeurs jouxtant la moelle épinière, cancers pédiatriques. La dose délivrée est maximale en fin de parcours (pic de Bragg), faible en amont et nulle en aval - contrairement aux photons dont le profil de dose décroit en fonction de la profondeur- d'où l'épargne des tissus sains alentour. La durée du traitement est brève, de l'ordre d'une semaine. La France dispose de trois centres : François Baclesse (Caen), Institut Lacassagne (Nice) et Institut Curie (Orsay.

---

[50] Particule élémentaire, de charge positive, située dans le noyau d'un atome avec le neutron dont la masse est voisine, mais sans charge électrique.

Toxicité

La radiothérapie avec modulation d'intensité guidée par l'image diminue de façon significative le risque de toxicité. Les logiciels de dosimétrie offrent au radiothérapeute la possibilité de prescrire une dose à la tumeur - et aux ganglions satellites le cas échéant - qui respecte la dose seuil des organes sains inclus dans le volume irradié : rectum, vessie, intestin grêle et têtes fémorales pour l'irradiation de la prostate ; parenchyme pulmonaire et cœur en cas d'irradiation mammaire. Certains accélérateurs linéaires, permettent une radiothérapie adaptative journalière en redessinant le volume tumoral et les organes sains à risque grâce à l'intelligence artificielle et adaptent la dosimétrie.

Lors de la consultation d'annonce, le radiothérapeute mentionne les effets secondaires. En cours de traitement il examine chaque semaine le patient et apprécie la compatibilité entre les réactions attendues et celles observées cliniquement. Dans l'intervalle, les manipulateurs l'interpellent en cas de réaction inhabituelle.

Les réactions précoces augmentent en fonction de l'importance du volume irradié et de la dose. Elles sont transitoires, et réagissent bien au traitement symptomatique. Les réactions tardives, rares, justifient une surveillance de longue durée. Des fascicules édités par la Ligue nationale contre le cancer et l'INCa sont à la disposition des patients et les décrivent de façon exhaustive. Donnons quelques exemples :

L'irradiation mammaire post-opératoire laisse apparaître progressivement une rougeur de la peau (érythème). Le port de tissus irritants, du soutien-gorge qui crée une striction sur le sillon sous-mammaire, et l'usage de crèmes ne sont pas conseillés. En cas d'hypertrophie mammaire, une dermite exsudative peut s'observer, résorbée par l'application d'eau oxygénée à 10 volumes, suivie après séchage d'une application d'éosine incolore à 2%. Dans les suites de l'irradiation, l'exposition au soleil des zones irradiées est déconseillée, pour éviter l'accentuation de la pigmentation cutanée.

Pour la sphère ORL, la tumeur est irradiée avec les chaines ganglionnaires cervicales de façon homo ou bilatérale, voire avec les chaines sus-claviculaires selon le site de la tumeur et le statut ganglionnaire clinique ou post-chirurgical. La poursuite de l'intempérance éthylo-tabagique, formellement déconseillée, majore le risque de toxicité. Une consultation odontologique est indispensable avant la radiothérapie pour procéder si besoin, à des soins dentaires sélectifs, car l'irradiation des glandes salivaires réduit leur sécrétion (hyposialie); selon le site, la radiothérapie par modulation d'intensité épargne ces glandes en partie ou en totalité. L'hygiène bucco-dentaire est recommandée : brossage régulier des dents avec un dentifrice fluoré, port de gouttières enduites d'un gel de fluor avant le coucher pendant 10 minutes, à vie, pour prévenir les caries. Eviter rasoir mécanique, lotion après rasage et frottement vestimentaire qui accentuent l'érythème cutané. Eviter les aliments épicés et recourir aux bains de bouche réguliers au bicarbonate de sodium, aux glaçons à sucer, et si besoin aux antifungiques en cas de mucite buccale et oro-pharyngée La dysphagie fait recommander une alimentation mixée et l'ingestion de gel protecteur des muqueuses. Le poids est à surveiller, tout particulièrement en cas d'association chimio-radiothérapie, qui majore les réactions mentionnées, d'où le recours potentiel à une corticothérapie de brève durée.

L'irradiation pelvienne inclut selon l'indication, la vessie, la prostate, le rectum, le col et le corps de l'utérus, les ovaires, une partie du gros intestin et de l'intestin grêle. Certains paramètres cliniques sont à prendre en considération tels une maladie inflammatoire chronique de l'intestin (maladie de Crohn, recto-colite hémorragique), un score mictionnel défavorable qui peut conduire à une résection endo-uréthrale de prostate avant l'irradiation. Les patients accusent souvent une augmentation de la fréquence des mictions, une accentuation du transit intestinal justifiant à titre prophylactique un régime alimentaire sans fibre, des glaires rectales, un météorisme abdominal. Un modulateur du transit sera prescrit en cas de diarrhée, un alpha bloquant en cas de pollakiurie, des suppositoires en présence de glaires rectales. Chez la femme jeune qui devrait subir une radiothérapie exclusive pour cancer du col utérin, les ovaires seront placés hors volume cible avant l'irradiation pour éviter une ménopause précoce.

Radiosusceptibilité. Les patients porteurs d'une maladie génétique concernant les gènes de réparations de l'ADN - ataxie télangiectasie, maladie de Fanconi, xeroderma pigmentosum notamment - sont à risque pour développer un cancer radio-induit. Les indications de radiothérapie doivent être pesées avec d'extrêmes précautions, certains malades pouvent être aussi radiosensibles comme ceux porteurs d'une ataxie télangiectasie, maladie qui correspond à une mutation homozygote du gène ATM.

Evénements de radioprotection

Maîtrisée et contrôlée, la radiothérapie est efficace et bien tolérée. A l'instar de l'énergie nucléaire, elle suscite parfois la crainte d'autant que des évènements indésirables, imputables à des erreurs humaines peuvent survenir. Il ne s'agit plus d'évènements graves comme ce fut le cas, au centre hospitalier d'Épinal en 2006-2007 [51] où plusieurs patients traités pour cancer de prostate furent victimes d'un surdosage avec rectite et/ou cystite sévères, fatales pour 5 d'entre eux. L'activité du centre fut arrêtée et reprise à distance après vérification des appareils et mise en place d'une démarche de qualité et de sécurité optimale, avec une nouvelle équipe.

Suite à ces évènements, le Ministère de la Santé installa en 2007 - au cours de mon mandat de Président de la Société française de radiothérapie oncologique (SFRO) - un groupe de travail coordonné par l'Institut national du cancer associant : Autorité de sûreté nucléaire (ASN), Haute autorité de santé (HAS), Institut de radioprotection et de sûreté nucléaire (IRSN), Agence française de sécurité sanitaire des produits de santé

[51] Peiffert D et al. L'accident d'Epinal: passé, présent, avenir. Cancer Radiother 2007, 11, p 309–12

(AFSSAPS), Institut de veille sanitaire (InVS), Syndicat national des radiothérapeutes (SNRO) , Syndicat français des oncologues médicaux (SFOM) ; Société française de radiothérapie oncologique (SFRO), Société française de physique médicale (SFPM), Association Française du Personnel Paramédical d'Electroradiologie, (AFPPE). Des critères de qualité furent élaborés concernant : les conditions d'exercice des physiciens médicaux et des dosimétristes ; les modalités de mise en route du traitement ; la vérification apportée à la dosimétrie ; les limites des champs irradiés et la dose délivrée ; l'installation dans chaque service d'une cellule de retour d'expérience ; l'instauration d'une surveillance post-thérapeutique de 5 ans ; une déclaration à l'Autorité de Sûreté Nucléaire (ASN) de tout évènement de radioprotection susceptible de nuire à la santé du malade, suivie d'une visite de l'ASN pour actions de corrections à entreprendre le cas échéant.

La prévention de ces accidents nécessite l'évaluation des pratiques par une politique de contrôle, en particulier lors de la mise en route des nouvelles techniques ou la modification des procédures. Une brochure et des fiches d'information complémentaires sont en ligne sur www.sfro.org. La déclaration des évènements significatifs de radioprotection à l'ASN et à l'agence régionale de santé (ARS) est obligatoire, assortie d'une démarche qualité avec retour d'expérience permettant d'apprendre des dysfonctionnements : recueil de toutes les informations nécessaires de l'événement indésirable ; analyse et mise en place d'actions correctives et/ou préventives pour éviter leur reproduction ; diffusion des enseignements tirés auprès des autres centres.

L'essor technologique de la radiothérapie est permanent :

- Délimitation automatique du volume cible et des organes à risque lors de la simulation, intelligence artificielle. Certains accélérateurs reconstruisent de façon automatique la tumeur et des organes nobles environnants pour adapter la dosimétrie.
- Association irradiation externe-immunothérapie pour augmenter la réponse immunitaire.

- Association irradiation externe-nanoparticules[52] métalliques qui agissent comme agent de contraste et agents radiosensibilisants.
- Accélérateur linéaire couplé à une IRM pour assurer une radiothérapie adaptative en temps réel avec la possibilité de réaliser 5 séances sur une semaine (hypofractionnement extrême) pour les cancers localisés de la prostate ou digestifs, par exemple, avec la même efficacité, sans majorer la toxicité.
- Radiothérapie Flash en cours d'étude sur des cancers radio-résistants, au CERN (Organisation européenne pour la recherche nucléaire) à Genève, en coopération avec le service de radiothérapie du CHU de Lausanne (professeur Jean Bourrhis). Elle est administrée sur des millisecondes en une seule séance, par un faisceau d'électrons de très haute énergie, permettant une meilleure tolérance des tissus sains. Elle est aussi possible avec des protons pour des tumeurs profondes.
- Rayonnement synchrotron de l'European Radiation Synchrotron Facility (ERSF) à Grenoble. Son faisceau monochromatique de photons X de très haute intensité produit un effet photo-électrique avec tout atome nettement plus lourd que ceux de la matière vivante en présence d'atomes étrangers aux tissus vivants : iode, platine ou gadolinium introduits dans le corps humain sous forme de produit de contraste en radiologie, sou sous forme de chimiothérapie antinéoplasique. Des essais de phase I ont eu lieu sous la direction du docteur Camille Verry, responsable de la Clinique universitaire de cancérologie-radiothérapie du CHUGA.

---

[52] Substance telle que définie à l'article 3 du règlement (CE) n°1907/2006, fabriquée intentionnellement à l'échelle nanométrique contenant des particules non liées ou sous forme d'agrégat ou sous forme d'agglomérat dont une proportion minimale des particules, dans la distribution des tailles en nombre, présentent une ou plusieurs dimensions externes se situant entre 1 nm et 100nm

Radiothérapie interne vectorisée

Elle est réalisée dans les services de médecine nucléaire, pour diagnostiquer notamment le cancer de prostate métastatique : les cellules malignes expriment la protéine PSMA (prostate specific membrane antigen) à leur surface. L'injection de l'anticorps anti-PSMA marqué au gallium-68 met en évidence les métastases sur la tomographie par émission de positons (TEP), dont la situation anatomique est identifiée sur le scanner couplé à la TEP.

Dans les cancers de prostate métastatiques, résistants à l'hormonothérapie de deuxième intention, le Lutétium177-PSMA (177Lu-PSMA), anticorps anti-PSMA marqué au Luténium 177 émetteur d'un rayonnement bêta [53] détruit sélectivement les cellules malignes ou accélère leur mort cellulaire programmée, en ménageant les tissus sains. Un essai de phase III[54] a d'ailleurs montré que le traitement standard associé à 6 cures de 177 Lu-PSMA par voie intraveineuse, réduit de 38% le risque de décès par rapport au traitement standard seul.

Traitements médicamenteux spécifiques

Les oncologues médicaux recourent à la chimiothérapie, l'hormonothérapie, aux thérapies ciblées et à l'immunothérapie, de même que les oncologues radiothérapeutes et les spécialistes d'organe habilités à prescrire ces traitements dans le cadre de leur spécialité. Leurs résultats ne cessent de s'améliorer et sont

---

[53] Rayonnement composé d'électrons émis par un radioélément, élément chimique qui se transforme spontanément en un autre en émettant un rayonnement.

[54] Sartor O et al. : N Engl J Med. 2021 ; publication avancée en ligne 23 juin. doi: 10.1056/NEJMoa2107322.

rapportés chaque année aux congrès de l'American Society of Clinical Oncology (ASCO) et de l'European Society of Medical Oncology (ESMO). Ils sont explicités dans leurs grandes lignes ci-après pour la compréhension du parcours de soins.

L'oncologue prescrit un bilan pour savoir si le malade peut recevoir les agents à administrer, dont certains sont susceptibles d'affecter ses organes vitaux compte-tenu de l'âge, des comorbidités, du statut de performance OMS, de l'examen clinique. Ce bilan comprend notamment : numération formule sanguine, ionogramme, glycémie, clairance à la créatinine pour apprécier la fonction rénale, enzymes hépatiques et électrocardiogramme. Selon les résultats, le traitement est prescrit, modifié, ou reporté, et cette procédure est renouvelée avant chaque cure.

Au cours de l'administration des traitements systémiques, la posologie des médicaments doit être adaptée à la tolérance du malade et les évènements indésirables sont à prévenir autant que possible. Dans certains centres, télémédecine et smartphone sont utilisés par les malades suffisamment autonomes lorsque les infirmières de coordination ou de pratique avancée sont en nombre suffisant : des logiciels intègrent symptômes, résultats d'examens, évènements indésirables déclarés en temps réel. Au centre Jean Bernard du Mans, les patients donnent de façon hebdomadaire des informations sur leur poids, leur appétit, leur fatigue, leurs symptômes et « des algorithmes évaluent la dynamique des symptômes et déclenchent une alerte en cas d'anomalie. Le cancérologue prévenu par e-mail, contacte son patient pour lui proposer, selon les cas, une modification de traitement ou un scanner sans attendre la consultation suivante »[55]. De même, un essai randomisé du département d'oncologie médicale de l'IGR à Villejuif a montré en 2022, que la surveillance à domicile par smartphone améliore l'observance médicamenteuse, diminue les effets secondaires de

[55] F.Denis. Le suivi du patient est aussi important, voire plus, que celui de la tumeur. Propos recueillis par Anne Jeanblanc. Le Point. 18 novembre 2021, p116

grade 3 et réduit la durée d'hospitalisation en cas de complications, par rapport à la surveillance traditionnelle.

Chimiothérapie cytotoxique

Elle empêche la duplication de l'ADN des cellules malignes, c'est-à –dire leur division et donc leur prolifération. Apparue dans les années 1940, elle traversa une longue période de balbutiements. « Il fallait un vrai courage pour être chimiothérapeute dans les années 60 et avoir la conviction que le cancer pourrait un jour succomber aux médicaments » (Professeur Vincent de Vita du National Cancer Institute à Bethesda). Puis vinrent les succès sur le choriocarcinome placentaire, la leucémie aigüe lymphoblastique de l'enfant, la maladie de Hodgkin, les cancers du sein, de l'ovaire, du côlon, de la tête et du cou...

La chimiothérapie néoadjuvante précède le traitement locorégional pour réduire le volume tumoral et rendre possible un traitement chirurgical conservateur (sein, rectum, tumeurs de la tête et du cou etc.), et diminuer le risque de métastases infra-cliniques à distance. La chimiothérapie concomitante est associée à l'irradiation pour la potentialiser et détruire les métastases infra-cliniques situées hors du volume irradié. La chimiothérapie adjuvante suit la chirurgie ou la radiothérapie pour neutraliser les cellules malignes résiduelles.

Exemples de blocage de la duplication de l'ADN : par le cisplatine, sel de platine qui se fixe ou s'intercale entre les bases constituant l'ADN ; par des analogues structuraux des bases de l'ADN, mais qui n'ont pas leur fonction ; par des extraits de pervenche (vinca-alcaloïdes) qui inhibent une enzyme [56] nécessaire à la formation du fuseau mitotique[57] ; par le taxol extrait de l'if qui empêche le désassemblage du fuseau mitotique.

---

[56] protéine qui catalyse une réaction chimique définie

[57] Réseau de microtubules permettant la migration des chromosomes dupliqués lors de la division cellulaire.

Chimiothérapie ambulatoire : elle a lieu en hôpital de jour, « recevant les malades du matin au soir, leur évitant la cruauté de la nuit hors du milieu familial » (Jean Bernard 1907-2006). La veille de la séance, les patients font un bilan biologique : si les résultats sont favorables la cure se fait dans la demi-journée, plus rarement pendant la journée. Les patients appellent cette structure en cas de problème pendant l'inter-cure.

C***himiothérapie à domicile*** : selon le type de protocole elle se fait par voie orale ou intraveineuse en étroite collaboration entre l'infirmière et le médecin traitant.

Administration : par voie intraveineuse via un cathéter stérile introduit dans la veine périphérique d'un membre supérieur pour sauvegarder le capital veineux des bras et améliorer le confort du patient. La chambre implantable, appelée CIP (Chambre Implantée Percutanée) ou PAC (Port-A-Cath®) est d'un précieux recours lorsque la chimiothérapie dure plus d'un mois et demi, ou en cas d'administration de produits toxiques pour les veines de petit calibre (5 fluro-uracile par exemple), ou à très haut risque de nécrose après diffusion accidentelle dans les tissus entourant la veine (anthracyclines par exemple). Sous anesthésie locale, le radiologue ou le chirurgien guide le cathéter dans la veine cave supérieure à la base du thorax, et l'extrémité cutanée de la veine est branchée sur un boitier rigide, la chambre implantable, mis en place dans une loge sous la peau du thorax, en dessous de la clavicule. Cette procédure permet d'administrer des médicaments ou d'effectuer des prélèvements, dans des conditions garanties de stérilité. Lors des cures, l'infirmière pique à travers la peau la chambre implantable avec des aiguilles spécifiques, pour traverser la membrane du boîtier et accéder à la circulation générale via le cathéter connecté, qui se termine dans la veine cave supérieure.

Plus récemment, les équipes de soins utilisent chez certains patients un autre dispositif appelé PICC-LINE (Peripherally Inserted Central Catheter), cathéter veineux central à insertion périphérique, qui peut assurer les mêmes fonctions qu'une chambre implantable : il s'agit d'un cathéter de 30 cm, mis en place dans la veine humérale pour aboutir à la veine cave supérieure.

Autres voies d'administration : orale par comprimés ou gélules mais la concentration sanguine peut varier d'un patient à l'autre selon la biodisponibilité de l'agent ; intra-thécale par ponction lombaire pour imprégner le liquide céphalo-rachidien ; intra-pleurale pour assécher un épanchement, ou encore intra-péritonéale en cas d'ascite néoplasique. La voie sous-cutanée est aussi utilisée, particulièrement pour les anticorps monoclonaux : le principe actif anti-cancéreux est fixé à un polymère soluble dans l'eau pour le rendre inerte jusqu'à ce qu'il atteigne le courant sanguin où, séparé du polymère il devient actif. Dans un proche avenir, des dispositifs miniaturisés seront probablement capables d'administrer les molécules anticancéreuses dans la tumeur, augmentant l'efficacité, réduisant la toxicité et améliorant la qualité de vie.

Dosage : La dose de l'agent est fonction de la surface corporelle du sujet, de sa sensibilité, des résultats de l'hémogramme et de la valeur de la clearance à la créatinine.

Evaluation : *elle* est appréciée sur des arguments cliniques, radiologiques et biologiques, comparés aux données cliniques, radiologiques et biologiques antérieures

Effets indésirables : Les patients en sont informés par les médecins et le personnel soignant, et des mesures prophylactiques graduées, recommandées par les sociétés savantes, essayent de les prévenir et/ou de les atténuer.. Des fascicules édités par la Ligue nationale contre le cancer et l'INCa sont à leur disposition et les décrivent de façon exhaustive.

Ils surviennent durant les cures ou leurs suites immédiates, perturbant l'observance thérapeutique et la qualité de vie. Ils disparaissent le plus souvent après les cures avec un faible risque de séquelle. Seuls les effets indésirables graves sont déclarés à la pharmacovigilance.

Ils varient en nature, intensité et fréquence selon l'agent, la dose et la sensibilité du patient. Pour réduire la toxicité tout en augmentant l'efficacité, certains agent sont couplés à un anticorps conjugué qui leur sert de vecteur, pour les diriger spécifiquement sur les protéines de surface des cellules tumorales.

La fatigue est fréquente, qui peut s'atténuer avec une activité physique régulière. Les nausées, immédiates ou retardées, et les vomissements sont d'intensité variable selon le caractère émétisant des agents ; ils requièrent des antiémétiques. La diarrhée, fréquente, est calmée par un ralentisseur du transit intestinal.

La chute des globules rouges qui apportent l'oxygène aux organes, entraine une anémie qui occasionne selon degré fatigue, essoufflement à l'effort et pâleur des muqueuses. Elle est compensée par l'injection sous-cutanée d'un facteur de croissance, l'érythropoïétine, ou par une transfusion sanguine selon l'importance. La chute des globules blancs qui interviennent dans la lutte contre l'infection, génère une leucopénie qui augmente le risque infectieux ; elle est compensée par l'injection de facteurs de croissance. La diminution des plaquettes, qui interviennent dans la coagulation, installe une thrombopénie avec saignements, et hémorragie dans les cas graves ; selon l'importance, elle est corrigée par une transfusion de plaquettes.

La perte de cheveux (alopécie) varie selon l'agent, la dose et la nature des cheveux. Leur repousse s'effectue six à huit semaines après la fin de la chimiothérapie. Le port d'un casque réfrigérant pendant la perfusion réduit le risque. Cils, sourcils et poils pubiens sont affectés et les ongles peuvent devenir cassants.

L'inflammation de la muqueuse buccale (mucite) est douloureuse. L'éviction des aliments épicés, les glaçons à sucer, les bains de bouche au bicarbonate de sodium sont recommandés, de même que les antifungiques en cas de muguet (infection de la bouche causée par le candida albicans).

Le syndrome main-pied est défini par l'apparition de rougeur, gonflement, sécheresse, voire cloques au niveau de la paume des mains et de la plante des pieds.

Des troubles sensitifs, à type de neuropathies périphériques se rencontrent au niveau des mains, des pieds, des jambes.

Les troubles de l'érection sont pris en charge par une médication per os ou l'injection de prostaglandine dans les corps caverneux. La sécheresse vaginale, qui rend les rapports sexuels douloureux, (dyspareunie) est soulagée par les crèmes, les gels ou les lubrifiants.

Chez la femme en âge de procréer, la contraception non hormonale est nécessaire pendant la durée de la chimiothérapie à cause des risques de malformations et de fausse couche au premier trimestre de grossesse. Chez les femmes proche de la ménopause l'irrégularité voire l'arrêt des règles peut s'observer.

La chimiothérapie affecte le stock d'ovocytes ou de spermatozoïdes des organes reproducteurs, il en est de même pour la radiothérapie lorsque les organes reproducteurs sont à proximité du volume irradié. Le risque potentiel d'infertilité et d'anomalies génétiques, est mentionné aux patientes en âge de procréer pour les orienter selon la nécessité, vers le spécialiste d'un centre d'étude et de conservation des œufs et du sperme (Cecos) habilité à recueillir et conserver les gamètes.

La cryoconservation du sperme est proposée en cas de vitalité confirmée. Chez la femme la préservation de la fertilité nécessite un prélèvement coelioscopique d'ovocytes dont la production et la maturation ont été préalablement « boostées » par stimulation hormonale, suivie d'une cryoconservation en vue d'une réimplantation en cas de la guérison. L'alternative est un prélèvement ovarien cryocongelé dans l'attente d'une réimplantation : en cas d'échec la femme pourra opter pour un don d'ovocyte ou l'adoption. Une étude suédoise a comparé deux groupes de femmes de la même région et de même âge avec ou sans préservation de la fertilité : après un délai d'observation de 5 ans la survie des mères était identique dans les deux groupes, mais les femmes avec préservation obtenaient un taux plus élevé d'enfants vivants à la naissance[58].

Hormonothérapie

Elle s'adresse principalement aux cancers du sein et de la prostate qu'elle prive respectivement d'estrogènes et de

[58] Marklund A et al. JAMA Oncol., 2020 ; publication avancée en ligne le 19 novembre. doi: 10.1001/jamaoncol.2020.5957.

testostérone indispensables à leur croissance, à l'instar d'un moteur privé de carburant. A la fin du dix neuvième siècle Georges Steward Beatson (?-1874) préconisait l'ablation des ovaires pour le cancer du sein métastatique. Dès les années 40, Charles Huggins (1901-1997), prix Nobel de Médecine, recommandait l'exérèse des testicules pour le cancer de la prostate métastatique. Ces deux manipulations hormonales furent parfois suivies de longues rémissions.

Cancer localisé de la prostate

Dans les années 90 la castration chirurgicale fut remplacée par la castration chimique grâce à une hormone de synthèse agoniste ou analogue de la Luteinizing Hormone Releasing Hormone (LHRH) sécrétée par l'hypothalamus. Cette hormone développée par Andrew Schally, prix Nobel de Médecine, déclenche la sécrétion de Lutéotrophine Hormone par l'hypophyse, qui induit à son tour la production de testostérone par les testicules ; dans un deuxième temps, la mise au repose de l'hypophyse par saturation des récepteurs de la LHRH, tarit la sécrétion testostérone.

Les injections de l'hormone de synthèse ont lieu tous les 3 à 6 mois - par voie sous-cutanée (goséréline) ou intramusculaire (leuproréline, triptoréline). Elles augmentent transitoirement la sécrétion de testostérone qui se tarit en quelques jours ; l'administration d'un anti-androgène per os pendant quinze jours débutée une semaine avant la première injection, circonvient ce potentiel effet délétère. L'administration d'une hormone antagoniste de la LHRH - le dégarélix en injection ou le relugolix par voie orale - entraine une chute rapide de la testostérone qui dispense de l'administration d'un anti-androgène.

Dans le cancer localisé traité par irradiation externe, la durée de l'hormonothérapie avec un agoniste ou un antagoniste de la LHRH varie selon la potentialité évolutive du cancer :

- 4 à 6 mois chez les malades porteurs d'un cancer de pronostic intermédiaire.

- 2 à 3 ans chez ceux porteurs d'un cancer localisé à haut risque ou localement avancé.

Cancer localisé du sein

Dans le cancer du sein localisé à risque de récidive, avec récepteurs stéroïdiens positifs, une hormonothérapie adjuvante est indiquée d'une durée de 5 ans:
- femmes non ménopausées : tamoxifène par voie orale, (anti-œstrogène inhibant la liaison des oestrogènes à leur récepteur). Un contrôle échographique régulier de l'épaisseur de la muqueuse utérine est recommandé : ce médicament peut entraîner un développement anormal de cette muqueuse (hyperplasie) qui peut conduire à un carcinome in situ, curable par exérèse de l'utérus.
- femmes ménopausées : inhibiteur de l'aromatase, (anastrozole, examestane, et létrozole) par voie orale, qui convertit dans le tissu adipeux, les muscles, le foie et le cerveau, les androgènes d'origine surrénalienne en oestrogènes.

Effets secondaires

L'hormonothérapie engendre des effets secondaires modulés par la nature de sa prescription. Les malades en sont prévenus : fatigue, prise de poids, bouffées vaso-motrices, altération de la libido, gynécomastie (chez l'homme), risque d'hypertension artérielle, perte de masse musculaire, modification du métabolisme des sucres (par résistance à l'insuline) et des graisses, douleurs musculaires ou articulaires, effets cognitifs, perte de la densité minérale osseuse…

Une surveillance clinique et biologique attentive partagée avec le médecin traitant, et en cas de comorbidité avec le diabétologue et/ou le cardiologue, est recommandée. Elle doit s'accompagner du maintien d'une activité physique et d'une hygiène de vie pour prévenir et/ou réduire ces risques. Selon la nature du cancer le médecin prescrira à intervalle régulier, un contrôle biologique. Quant à l'ostéodensitométrie, elle aura pour objectif de contrôler la masse osseuse afin de prévenir une ostéoporose.

Thérapies ciblées

« Une thérapie ciblée est un médicament sélectif qui s'attaque aux anomalies moléculaires et aux mutations des cellules cancéreuses en repérant chez elles une cible précise (protéine), tout en épargnant les cellules saines, contrairement à la chimiothérapie classique »[59]. A l'orée des années 2000, les thérapies ciblées ont bouleversé la prise en charge de nombreux cancers en phase avancée, à tel point qu'elles ont pris place dans la prise en charge de certains cancers localisés.

Leurs cibles sont les récepteurs membranaires de surface des cellules cancéreuses, ou des protéines cytoplasmiques, ou encore des facteurs de croissance indispensables à leur survie, comme le facteur de croissance vasculaire (VEGF pour Vascular Endothelial Growth Factor) nécessaire à la formation de néo- vaisseaux pour les alimenter, selon un mécanisme dit d'angiogenèse.

Le nombre de thérapies ciblées ne cesse de croître. Plus d'une quarantaine ont des autorisations de mise sur le marché (AMM), pour certaines conditionnées à la recherche d'un marqueur biomoléculaire par des plateformes de génétique moléculaire, en complémentarité de paramètres cliniques, morphologiques et biologiques.

Les effets secondaires sont divers touchant différents appareils ou organes. Les plus communs sont la fatigue, des effets cardio-vasculaires notamment l'hypertension artérielle, des effets endocriniens notamment sur la glande thyroïde, et des effets cutanés, souvent des éruptions et/ou des démangeaisons.

---

[59] F. Nowak (INCa) cité par S. Letellier . In Des thérapies toujours plus précises. Le Figaro enquête. Cancer L'espoir. 2021, p 32

Les thérapies ciblées dont le nom se termine par mab (pour Monoclonal AntiBodies), sont des anticorps monoclonaux[60] qui bloquent l'interaction avec le ligand spécifique d'un récepteur en se fixant sur le récepteur lui-même ou sur le ligand ; ils s'administrent par voie intraveineuse en 30 à 60 minutes, toutes les 2 à 3 semaines, tant que le traitement est efficace et bien supporté. Donnons quelques exemples : le Trastuzumab, utilisé depuis 2001, est dirigé contre le récepteur du facteur de croissance épidermique HER-2. Il intervient en première ligne dans les cancers du sein HER2 surexprimé, métastatique ou localisé et réduit le risque de rechute de 40% et de décès de 44%[61]. Le Bévacizumab est un anti-VEGF prescrit dans le carcinome hépato-cellulaire métastatique, et surtout dans les cancers colo-rectaux. Le Cetuximab est un antiangiogénique qui cible le domaine extracellulaire du récepteur à EGF, dans le cancer métastatique du colon et dans les cancers de la tête et du cou récidivés ou métastatiques, en association avec la chimiothérapie.

Les thérapies ciblées dont le nom se termine par inib (pour inhibiteur) bloquent l'action de protéines cytoplasmiques indispensables à la survie des cellules malignes. Les inhibiteurs de tyrosine kinase (ITK) inhibent l'action d'une protéine cytoplasmique à activité tyrosine kinase[62], et s'administrent par voie orale. L'imatinib (Glivec®) est utilisé dans la leucémie myéloïde chronique : il inhibe l'activation de la protéine kinase responsable d'une division cellulaire continue, et guérit cette maladie auparavant mortelle. Le sunitinib (Sutent®), utilisé dans le traitement de 1ère intention du cancer du rein

---

[60] Un anticorps monoclonal est produit en laboratoire à partir d'un clone de lymphocytes B qui produisent indéfiniment des anticorps spécifiques d'un antigène cible.

[61] Moja L, Tagliabue L, Balduzzi S et al. Cochrane Database Syst Rev 2012 ; 4 : CD006243.

[62] Protéine cytoplasmique (entre la membrane des cellules et leur noyaux) de type protéine (tyrosine) kinase qui active des cibles intracellulaires par transfert de phosphate à partir d'ATP comme donneur. Des inhibiteurs qui se fixent au site actif de ces kinases bloquent leur activité et le signal de prolifération.

métastatique, a été remplacé par une combinaison ITK - immunothérapie. Le crizotinib[63] est utilisé en cas d'anomalie des gènes ALK (Anaplastic Lymphoma Kinase) ou ROS1, dans le cancer du poumon, et l'erlotinib[64] dans l'adénocarcinome bronchique en cas de mutation du récepteur EGFR (Epidermal Growth Factor Receptor).

Les inhibiteurs de l'enzyme PARP *(poly (ADP-ribose) polymérase)* empêchent la réparation des cellules cancéreuses, et ont modifié radicalement la prise en charge des cancers avec anomalie de réparation de l'ADN : c'est le cas de l'olaparib pour les cancer du sein BRCA1 ou BRCA2 mutés, métastatiques ou localisés [65], dont l'AMM s'est étendu aux cancers avancés du pancréas ou de la prostate avec BRCA1 ou BRCA2 mutés.

Il est désormais possible de traiter des cancers métastatiques naturellement résistants aux chimiothérapies cytotoxiques, non plus selon le type d'organe mais selon la nature de l'anomalie moléculaire fournie par les 28 plateformes de génétique moléculaire réparties sur le territoire.

Immunothérapies

Les immunothérapies se proposent d'utiliser les éléments du système immunitaire pour renforcer, ou dans certaines circonstances inhiber son fonctionnement. L'immunothérapie anticancéreuse prit son essor dès 2010. Ses succès furent tels que ses indications concernent aujourd'hui les cancers avancés mais aussi certains cancers localisés. Comme la chirurgie, la radiothérapie et la chimiothérapie, elle peut s'attaquer directement aux cellules malignes, mais également réactiver le système immunitaire qui défend notre organisme contre les

[63] Shaw AT et al. N Engl J Med. 2013, 368, p 2385-94.
[64] Rosell R. et al. Lancet Oncol. 2012, 13, p 239-46
[65] Tutt A.N. et al. J. N.Engl. J. Med 2021, 384, p 2394-2405

cellules cancéreuses, mais aussi les virus, bactéries, parasites et toxines.

Le système immunitaire comporte une défense non spécifique - l'immunité innée - et une défense douée de mémoire qui reconnaît spécifiquement les agents pathogènes : c'est l'immunité acquise qui dispose d'une composante cellulaire et humorale. L'immunité cellulaire fait appel à des globules blancs, les lymphocytes T qui activent d'autres cellules immunitaires dont la vocation est de détruire les cellules cancéreuses après avoir identifié leurs protéines de surface. L'immunité humorale sollicite d'autres globules blancs, les lymphocytes B, qui produisent de façon spécifique des anticorps neutralisant les agents étrangers, après avoir reconnu à leur surface une structure particulière appelée antigène. L'immunothérapie agit selon trois modalités : passive, adoptive, active.

Immunothérapie passive

Les anticorps monoclonaux ciblent les protéines présentes à la surface des cellules cancéreuses : ils les privent d'un facteur de croissance indispensable comme le fait le trastuzumab (Herceptine®) dans les cancers du sein HER2 positif, ou provoquent leur destruction par activation du complément et intervention de cellules tueuses, les lymphocytes *natural killer*. Les anticorps monoclonaux utilisant ce dernier mécanisme, sont par exemple dirigés contre la protéine CD20 des lymphocytes B - comme le rituximab - dans le traitement de la leucémie lymphoïde chronique et les lymphomes malins non hodgkiniens.

Immunothérapie adoptive

C'est la greffe de moelle osseuse, réalisée chez le patient atteint de leucémie aiguë, après chimiothérapie intensive et irradiation corporelle totale. Le greffon du donneur injecté au malade, contient des cellules souches qui vont repeupler sa moelle osseuse, ainsi que des lymphocytes T qui reconnaissent les cellules malignes résiduelles du receveur et les détruisent.

Les cellules CAR-T (pour Chimeric Antigen Receptor-T) représentent une autre modalité. Les lymphocytes T du patient sont revêtus de récepteurs chimériques ressemblant à des anticorps, spécifiques de l'antigène tumoral présent à la surface des cellules tumorales. Ces lymphocytes T ont été prélevés chez le malade, puis modifiés génétiquement en laboratoire pour les armer de récepteurs spécifiques, amplifiés ensuite pour augmenter leur nombre, réinjectés enfin au patient. Chez celui-ci ils se comportent comme des têtes chercheuses qui ciblent la protéine exprimée à la surface des cellules tumorales avant de les détruire. Cette thérapie CAR-T est aujourd'hui limitée aux hémopathies malignes, leucémies aiguës, lymphomes, myélome avec 50% de réponse durable, mais une recherche clinique active cible d'autres tumeurs comme le glioblastome.

Les CAR-T ne sont utilisables que contre des antigènes spécifiques d'une tumeur, exprimés en surface des cellules ; les lymphocytes T normaux reconnaissent par leurs récepteurs des fragments d'antigènes les plus divers, produits par les cellules et parvenant à leur surface à l'aide des molécules présentatrices HLA. Les progrès techniques en matière de transfert de gènes, permettent de doter des lymphocytes T autologues de récepteurs correspondant à un antigène produit par les cellules cancéreuses et dont un fragment sera capable d'être pris en charge par les molécules HLA pour y être présenté à leur surface.

Les ciseaux génétiques CRISPR-Cas9 [66] dont la découverte a valu le Prix Nobel de chimie à E. Charpentier et J. Doudna sont capables de modifier génétiquement les lymphocytes T du patient en les dotant d'un récepteur spécifique de l'antigène des cellules cancéreuses pour permettre leur repérage et leur

[66] Concrètement, le système CRISPR°-Cas9°° associe deux éléments : 1) Un brin d'ARN, courte séquence qui va chercher, reconnaitre et se lier à des séquences spécifiques définies dans l'ADN cellulaire, 2) Une nucléase (Cas-9), enzyme qui va couper (entailler) l'ADN adjacent et ainsi éliminer le gène indésirable visé (ciblé), justifiant le terme de ciseaux génétiques. Il reste ensuite à réparer l'entaille en proposant à la cellule une séquence (gène) normale ou modifiée qui va s'y glisser (intégrer).

destruction mais également en éliminant le gène codant pour PD-1 freinant leur activité. Un essai de phase 1 publié dans nature en 2022 sur des malades porteurs de cancers du côlon, du sein ou du poumon réfractaires aux traitements, a montré que des injections de lymphocytes transgéniques dont le récepteur d'antigène endogène a été éliminé, remplacé par un récepteur reconnaissant de façon personnalisé un antigène propre à chaque tumeur, permettaient la stabilisation ou la réduction de l'évolution du cancer.

Immunothérapie active

Dans cette perspective, le système immunitaire dispose des acteurs nécessaires à l'élimination des tumeurs ; cependant, les conditions de son activation ne sont pas optimales, faute de signaux de danger suffisants ou par persistance du stimulus entraînant un épuisement des lymphocytes effecteurs. L'approche thérapeutique est double : amplification des fonctions lymphocytaires en supprimant les freins qui contrôlent toute réaction immune, vaccination anti-tumorale en apportant le ou les antigènes sous forme immunogène.

Inhibition des points de contrôle de l'immunité anti-tumorale

Elle empêche l'intervention des points de contrôle inhibiteurs situés à la surface des lymphocytes T du patient, dont la fonction est de réguler leur prolifération, leur sécrétion de cytokines (molécules de communication entre les cellules immunitaires) et leur activité destructrice de cellules cancéreuses. Cette régulation négative de l'immunité intervient lorsqu'une stimulation antigénique se prolonge. Elle se manifeste :

- dans les ganglions lymphatiques où se produit la prolifération des lymphocytes T, avec intervention de la molécule inhibitrice

CTLA-4 (cytotoxic T lymphocyte-associated protein 4)
- au contact des cellules tumorales où les lymphocytes T tueurs trop sollicités expriment le récepteur inhibiteur PD-1 *(*Programmed Cell Death*)* tandis que les cellules tumorales, soit spontanément soit en réponse à l'attaque subie de la part des lymphocytes T, produisent le ligand correspondant, PD-L1 (Programmed Death Ligand 1).

Les anticorps bloquants utilisés visent à interrompre la communication entre la protéine PD-L1 et son récepteur PD-1 ou bien l'activation des récepteurs CTLA-4. James Allison et Tasuku Honjo, prix Nobel de médecine pour leurs travaux respectivement sur CTLA-4 et PD-1/PD-L1 ont ainsi montré comment des anticorps monoclonaux pouvaient réactiver les fonctions lymphocytaires. Donnons quelques exemples :

L'ipilimumab (umab pour anticorps monoclonal humain), inhibiteur du récepteur CTLA-4, approuvé aux Etats-Unis en 2011, a modifié radicalement le pronostic des mélanomes cutanés métastatiques avec une probabilité de survie passant de moins d'un an à plus de 5 ans. Le pembrolizumab, anticorps anti-PD-1 a permis en 2015 un gain notable de survie globale des mélanomes cutanés métastatiques avec une toxicité moindre que l'ipilimumab. Le durvalumab, anticorps antiPD-L1, est très efficace dans les cancers bronchiques localement avancés. Dans certains cancers, l'immunothérapie peut être couplée à la chimiothérapie, ou encore à la radiothérapie ce qui accroît son efficacité.

Des effets indésirables peuvent survenir en cas d'antécédents de maladie immunitaire ou d'association d'anticorps monoclonaux. Il s'agit de symptômes le plus souvent bénins - fatigue, rashs cutanés, nausées, diarrhées – ou de phénomènes inflammatoires : endocrinien (thyroïdien ou hypophysaire), pulmonaire, hépatique, colique et articulaires, rarement sévères au point de nécessiter une corticothérapie ou une hospitalisation.

Pour discriminer les patients bons répondeurs des patients non répondeurs, les cliniciens recourent à des biomarqueurs prédictifs d'efficacité : infiltration tumorale par les lymphocytes T CD8+, taux de PD-L1, nombre de mutations sur une section de DNA tumoral.

Vaccination anti-tumorale

La recherche vaccinale visant à détruire un cancer déjà installé, s'est développée sur le modèle des vaccins anti-infectieux c'est-à-dire l'apport d'antigènes, identifiés comme présents dans la tumeur pouvant être la cible de lymphocytes cytotoxiques CD8+, et associés à des signaux de danger (adjuvants) capables d'activer l'immunité innée ou bien déjà chargés dans des cellules dendritiques matures aptes à mettre en route directement l'immunité adaptative. Cette démarche, utilisée seule, n'a pas donné les résultats espérés : seul un vaccin à base d'antigènes prostatiques chargés dans des cellules dendritiques autologues a reçu une reconnaissance internationale (Sipuleucel®), mais sans AMM en France.

Les progrès technologiques ont radicalement changé notre approche du choix des antigènes cibles optimaux pour chaque plateforme vaccinale. Pendant de nombreuses années, les antigènes tumoraux partagés entre les différents types de tumeurs ont été les cibles privilégiées des vaccins. Plus récemment, l'attention s'est portée sur les "néoantigènes", c'est-à-dire les antigènes qui apparaissent dans les tumeurs par des mécanismes tels que des mutations somatiques. L'hôte ne possède théoriquement aucune tolérance dans la plupart des cas, vis-à-vis de ces antigènes. L'accès désormais simplifié aux techniques de séquençage à très haut débit permet d'évaluer la charge globale des mutations survenue au niveau de l'exome (partie codante du génome) dont l'importance est en corrélation avec l'immunogénicité de la tumeur.

La complexité des mécanismes de résistance des cancers aux effecteurs immunitaires a fait abandonner l'espoir qu'une stratégie vaccinale pourrait à elle seule éradiquer une tumeur en phase avancée. Les essais cliniques en cours s'inscrivent tous dans des combinaisons thérapeutiques avec chimiothérapie, inhibition des points de contrôle immunitaires ou autre traitement immunomodulateur, administrés de façon concomitante ou après la vaccination pour renforcer les défenses immunes affectées par le microenvironnement tumoral.

A titre d'exemple on citera les résultats annoncés fin 2022 d'un essai clinique de phase 2 (157 patients) dans le mélanome, mené par les laboratoires Moderna et Merck,, utilisant en traitement adjuvant, un vaccin à base d'ARN messagers en cocktails personnalisés (9 injections à 3 semaines d'intervalle) associé à un anticorps anti-PD-1 (Keytruda). Les résultats semblent encourageants avec 44% de patients sans récidive ou évolution de la maladie[67]. Un large essai de phase 3 est annoncé pour 2023.

Alternativement, on peut concevoir une stratégie de vaccination in situ en provoquant une mort des cellules tumorales libérant massivement des antigènes tumoraux dans un contexte inflammatoire activateur de l'immunité innée, indispensable au développement des réponses immunes spécifiques. Cette approche est utilisée déjà depuis longtemps avec la BCG thérapie dans les cancers in situ de vessie ou avec l'imiquimod en application cutanée dans les cancers cutanés baso-cellulaires.

La vaccination in situ trouve son application moderne avec l'utilisation d'un virus oncolytique, Imlygic autorisé en Europe, mais sans AMM en France. Il s'agit d'un vaccin à base de virus herpès de type 1, atténué et modifié pour exprimer le facteur de croissance GM-CSF humain attirant les cellules dendritiques. Il a un double mécanisme d'action : i) un effet oncolytique par lequel il infecte et tue directement les cellules tumorales locales au site d'injection ; ii) un effet d'immunothérapie par l'induction de réponses immunitaires locales et systémiques par libération massive d'antigènes tumoraux et attraction et maturation des cellules dendritiques. Il est administré par injection locale dans des sites de mélanome cutanés, sous-cutanés ou ganglionnaires. Dans un essai de phase III prospectif et randomisé, Imlygic a amélioré de manière significative les taux de réponse objective des patients atteints de mélanome avancé [68] [69]. Il est en essai

---

[67] https://www.merck.com/news/moderna-and-merck-announce-mrna-4157-v940-an-investigational-personalized-mrna-cancer-vaccine-in-combination-with-keytruda-pembrolizumab-met-primary-efficacy-endpoint-in-phase-2b-keynote-94/

[68] Conry R, Human Vaccines & Immunotherapeutics , 2018, 14, p 839–846

dans de nombreux cancers métastasés dont ceux du sein et du colon, en injections intra-tumorales, en association avec une thérapie par inhibition des points de contrôles immuns.

Soins de support

« Les soins de support proposent une approche globale de la personne et visent à assurer la meilleure qualité de vie possible pour les personnes malades, sur le plan physique, psychologique et social. Ils prennent en compte la diversité des besoins des malades ainsi que ceux de leur entourage et ce quels que soient leurs lieux de soins. Ils font partie intégrante de leur prise en charge et ne sont ni secondaires, ni optionnels »[70] . Il s'agit principalement des modalités suivantes :

- Traitement de la douleur générée par la maladie (métastase, fracture, occlusion intestinale) en tenant compte de son intensité appréciée sur une échelle d'évaluation analogique de 0 à 10.
- Soutien psychologique pendant le traitement, poursuivi en cas de besoin dans le cadre d'une collaboration ville-hôpital.
-Consultation diététique en présence de troubles de l'alimentation ou d'une perte de poids, susceptibles de contrarier l'efficacité thérapeutique.
- Aide à l'arrêt de la consommation d'alcool et/ou de tabac.
- Information sur la santé sexuelle, affectée en cas de cancers gynécologiques et pelviens avec : baisse du désir sexuel, dysfonctionnement érectile, dyspareunie pris en charge par les spécialistes d'organes, psycho-oncologues ou sexologues agrées. « Une fois que le corps est médicalisé, il cesse d'être sexualisé, et une fois qu'il arrête d'être sexualisé, le désir disparaît, ce qui altère l'estime de soi »[71]. Un référentiel de

---

69 Kai M, Sci Rep. 2021 Nov 15, 11, p 222-242

70 https://www.e-cancer.fr/Patients-et-proches/Qualite-de-vie/Soins-de-support/Definition

71 Illouz E. La fin de l'amour. Enquête sur un désarroi contemporain. Traduit de l'anglais par Renault S. Seuil 2020, p 269

bonnes pratiques, cancer, santé sexuelle et vie intime est accessible sur https://www.afsos.org/fiche-referentiel/cancer-vie-sante-sexuelle/.
- Activité physique adaptée qui peut commencer dès le diagnostic pour limiter la prise de poids, réduire la fatigue, l'anxiété, la dépression, le risque de pathologie cardio-vasculaire et métabolique et les effets iatrogènes des traitements. Elle augmente la qualité de vie et diminue la mortalité des cancers du sein, du colon et de la prostate.
- Socio-esthétique chez les femmes notamment pour prodiguer des gestes concernant leur coiffure et leurs mains, l'entretien d'une perruque, l'hydratation de la peau, retrouver par les massages une sensation corporelle, se réconcilier avec elles-mêmes et affronter les traitements.
- Art-thérapie par la participation des malades à des activités artistiques, en regardant des œuvres d'architecture ou de peinture, en écoutant de la musique, voyant des films, des photographies ou des contenus audio-visuels digitaux, pour s'éloigner des moments d'obscurité dans lesquels la maladie les plonge : « l'art dans ses formes les plus diverses est sûrement le véhicule le plus empathique et le plus immédiat pour parler au cœur de la personne malade et l'aider à surmonter son angoisse, sa peur et sa douleur ». [72]

Médecine douce, interventions non médicamenteuses

Il existe de nombreuses interventions non médicamenteuses, dont l'acupuncture et sa variante l'auriculothérapie, l'hypnose, l'homéopathie, la méditation, la relaxation ou sophrologie, l'ostéopathie, énumération non exhaustive. Un comité du

---

[72] Propos recueillis auprès du Professeur Vincenzo Valentini. Il Projetto del Gemelli ART tra Relazione e Digital therapy. Fondazione Policlinico Universitario Agostino Gemelli IRCCS Università Catollica del Sacro Cuore. Roma

Ministère de la Santé est d'ailleurs chargé d'évaluer les pratiques de soins non conventionnelles.

Trois sont acceptées par l'Ordre national des médecins [73] après un enseignement universitaire, sans être reconnues pour autant comme spécialités : l'acupuncture, l'homéopathie et l'ostéopathie.

Des patients recourent aux interventions non médicamenteuses de façon complémentaire au traitement, dans l'espoir d'accroître l'observance thérapeutique, réduire les effets indésirables et améliorer leur qualité de vie. Il est souhaitable que le cancérologue en soit informé, pour évaluer une interaction potentielle avec le traitement conventionnel.

Les interventions non médicamenteuses ne soignent pas le cancer. Elles ne doivent pas faire abandonner les traitements oncologiques en cours, dont la validation a été obtenue par des essais thérapeutiques randomisés de phase III et/ ou des méta-analyses. En 2018, une publication rapportait qu'en phase avancée un patient qui déclinait la proposition thérapeutique personnalisée au profit d'une intervention non médicamenteuse, s'exposait à un risque de décès à 5 ans multiplié par 2,5[74]. Aussi faut-il prendre garde aux sectes contre lesquelles luttent l'Ordre des médecins, le Ministère de la santé en lien avec la mission contre les dérives sectaires (MIVILUDES) et la Ligue nationale contre le cancer.

---

73 https://www.conseil-national.medecin.fr/sites/default/files/external-package/rapport/4xh6th/cnom_psnc.pdf

74 Skyler B. et al. JAMA.2018,110,p121-124

VIII

Etablissements de soins

Les établissements de santé habilités à administrer les soins en cancérologie, reçoivent leur autorisation de traiter, des agences régionales de santé (ARS). Il s'agit des centres de lutte contre le cancer qui mènent des activités de soins, de recherche et d'enseignement ; des centres hospitaliers universitaires (CHU) qui ont en outre des missions de prévention, formation et innovation ; des centres hospitaliers généraux (CHG) ; des établissements de santé privés à but non lucratif et des établissements de santé privés d'intérêt collectif (ESPIC).

Depuis 2018, la durée de l'autorisation est de 7 ans pour la chirurgie carcinologique (mammaire, digestive, urologique, thoracique, gynécologique et ORL), la radiothérapie externe et la curiethérapie, la chimiothérapie et la médecine nucléaire. Le renouvellement des autorisations nécessite un dépôt de dossier auprès de l'ARS pour s'assurer de la pérennité du respect des critères, de la qualité et de la compétence des établissements.

Ce dispositif impose le respect de trois mesures pour garantir qualité, équité, sécurité des soins et accès à l'innovation définies par FHF Cancer :

- Conditions transversales de qualité (mise en place du dispositif d'annonce et de la RCP, remise du programme personnalisé de soins , suivi des référentiels de bonne pratique clinique, accès aux soins de support, aux traitements innovants et aux essais cliniques).
- Critères d'agrément définis par l'Institut national du cancer (INCa) pour les trois pratiques thérapeutiques (chirurgie, médicaments, radiothérapie) et des critères spécifiques en sus pour le traitement des enfants et des jeunes adultes.
- Seuil d'activité minimale distinct pour chacune des trois pratiques thérapeutiques.

L'INCa a précisé les établissements de santé qui sont habilités à exercer les soins en cancérologie :

- Etablissements de proximité, qui exercent la médecine polyvalente, la gériatrie, les soins de suite et de réadaptation (SSR) qui ne disposent pas de RCP mais appliquent la stratégie de traitement selon la proposition de la RCP d'un établissement de grade supérieur.
- Etablissements spécialisés qui assurent le traitement de tous les cancers avec primo-prescription du traitement médical, et qui administrent et surveillent les traitements.
- établissements de recours à haute technicité centrée sur la recherche, qui assurent le traitement de tous les cancers avec primo-prescription, administration, surveillance des traitements, et autorisation d'administrer les médicaments innovants.

Des organisations spécifiques ont été mises en place pour prendre en charge les personnes atteintes de cancers rares, ou celles porteuses de prédispositions génétiques, les personnes âgées, enfants et adolescents. Les réseaux régionaux de cancérologie développent du lien entre tous les acteurs de santé publics et/ou privés et favorisent l'amélioration des pratiques de soins.

IX

Evaluation

Traitement

L'évaluation du traitement d'un cancer localisé a lieu habituellement 6 semaines à trois mois après son terme, qu'il s'agisse de chirurgie, radiothérapie, association radio-chirurgicale, ou d'une approche pluridisciplinaire. Cette évaluation prend en compte les données de l'interrogatoire, de l'examen clinique, du bilan biologique et de l'imagerie.

La rémission est complète lorsque les stigmates cliniques, radiologiques et biologiques du cancer ont disparu. Cette situation, prélude à la guérison, est fréquemment rencontrée pour les cancers localisés.

La rémission est objective lorsque le volume tumoral a diminué de plus de 50%, sans évolution par ailleurs.

La rémission est partielle lorsque la diminution du volume tumoral est inférieure à 50%, sans évolution par ailleurs. Une consultation de contrôle, rapprochée, appréciera la poursuite éventuelle de la régression ou la reprise du processus cancéreux.

La poursuite évolutive signe l'échec thérapeutique. C'est le cas de ce patient porteur d'un cancer de l'amygdale évolué localement, traité de façon conservatrice par chimiothérapie et radiothérapie. La tumeur a pourtant progressé, sans métastase à distance. Le rattrapage chirurgical par bucco-pharyngectomie trans-maxillaire, avec reconstruction par lambeau, se discute selon l'âge, l'état général, la comorbidité et la possibilité pour le chirurgien de passer en zone saine. En cas de contrindication, l'alternative sera médicale.

La rémission complète n'exclut pas la possibilité d'une récidive tardive « ce qui a conduit les médecins à chercher un

appui dans la performance computationnelle des ordinateurs »[75] . Des logiciels intégrant facteurs de risque anatomo-cliniques et tests biologiques sont capables d'estimer cette probabilité, pour diagnostiquer précocement la rechute et la traiter rapidement. Donnons quelques exemples :
- Cancer recto-colique : l'immunoscore défini par la densité de lymphocytes T présents sur la tumeur ou sur la marge chirurgicale d'exérèse, évalue le risque de récidive.
- Cancer du sein localisé triple négatif : la présence de cellules tumorales circulantes (CTC) après chimiothérapie néo-adjuvante est un facteur prédictif de récidive tumorale supérieur aux facteurs de pronostic anatomo-cliniques[76].
- Après traitement de cancers du sein, du colon et de la prostate, la présence d'ADN tumoral circulant (ctDNA) laisse augurer un mauvais pronostic.

Toxicité

Son évaluation est systématique qu'il s'agisse de la toxicité aiguë au cours des 6 premiers mois qui suivent le traitement, ou de la toxicité tardive au-delà.

La toxicité aiguë concerne les désordres qui affectent les fonctions physiologiques ou les organes (sang, système lymphatique, appareil cardio-vasculaire, appareil respiratoire, appareil digestif, système nerveux, peau, reins et voies urinaires, yeux...). Elle s'apprécie par les grades de la nomenclature internationale des évènements indésirables.
- grade 1 = toxicité légère
- grade 2 = toxicité modérée
- grade 3 = toxicité sévère qui ne met pas en jeu le pronostic vital, et qui peut nécessiter une modification de la posologie du médicament, son arrêt temporaire ou une hospitalisation
- grade 4 = toxicité menaçant le pronostic vital, exigeant l'arrêt du traitement

[75] Lemoine M. Introduction à la philosophie des sciences médicales. Hermann, Paris, 2017, p 157
[76] Radivich M. et al. JAMA Oncol. 2020, 6, p 1410-1415

- grade 5 = décès par événement défavorable lié au traitement.

La toxicité tardive évalue les séquelles - douleur, fatigue, altérations des fonctions neurologique motrice et/ou sensitive, pulmonaire cardiaque, digestive, urologique, sexuelle, endocrinienne - avec les mêmes grades.

La survenue d'un événement indésirable grave, imputable aux traitements, doit faire présenter l'observation du patient en réunion de morbidité, pour son analyse ultérieure en cellule de retour d'expérience. L'événement sera déclaré sur le portail de signalement des événements sanitaires indésirables, colligés par l'ARS et transmis de façon anonymisée à la HAS (décret n° 2016-1151 du 24 août 2016). Une explication circonstanciée sera donnée au malade et un courrier détaillé adressé aux médecins intervenants.

Le patient victime d'un événement indésirable grave pourra avoir recours à une commission de conciliation et d'indemnisation des accidents médicaux (CCI). L'objectif de la commission est de favoriser la résolution du conflit avec le professionnel de santé par la conciliation, directement ou en désignant un médiateur, et de permettre l'indemnisation. La décision d'indemnisation est prise par le payeur, l'assureur ou l'Office national d'indemnisation des accidents médicaux (ONIAM).[77]

Qualité de vie

Au terme du traitement, le patient désire retrouver son intégrité « car il faut vivre et non pas seulement exister » (Plutarque 46-125). L'évaluation de la qualité de vie est fondamentale, car le parcours de soins affecte le patient physiquement, mentalement, affectivement ; des symptômes peuvent persister, qui altèrent sa qualité de vie. Autrefois, les questionnaires d'évaluation n'avaient pas cours, et pour peu que

[77] https://www.oniam.fr/indemnisation-accidents-medicaux/partenaires

le malade taise son inconfort, la qualité de vie était mal appréciée.

De nombreux questionnaires standardisés sont à la disposition des patients, dont les « Patient-Reported Outcomes Measures » (PROM) sur lesquels ils rapportent pendant le traitement à intervalle régulier, puis à distance sans intervention extérieure, leur niveau de bien être, leurs symptômes, les effets indésirables. Cette procédure permet de quantifier l'impact thérapeutique sur la qualité de vie globale et spécifique.

Par exemple, le questionnaire de qualité de vie de l'EORTC (QLQ-C30) évalue le bien être général, les fonctions physique, comportementale, mémorielle, émotionnelle et sociale et huit symptômes : fatigue, douleur, nausées et vomissements, dyspnée, perte d'appétit, insomnie, constipation et diarrhée. Pour la santé globale et fonctionnelle (physique, comportementale, mémorielle, émotionnelle et sociale), plus les items ont un score élevé, meilleure est la qualité de vie; en revanche pour l'évaluation des symptômes, un score élevé est un indice de gravité. Il existe des questionnaires spécifiques dédiés à la santé sexuelle et aux appareils digestif et urinaire, basés sur le même principe.

D'autres études sont réalisées sur d'autres indicateurs de santé publique, tels les années de vie perdues par type de cancer, les années avec un handicap lié au cancer, le nombre de DALY (pour disability-adjusted life years) : ce dernier est égal à la somme du nombre d'années de vie perdues plus le nombre d'années de vie en bonne santé perdues du fait de l'incapacité liée au cancer.

X

L'après cancer, surveillance

Pour le patient libéré d'un corps médicalisé, c'est l'apprentissage d'une nouvelle séquence de vie. La surveillance est nécessaire pour vérifier le maintien de la rémission, rechercher la survenue d'une séquelle thérapeutique, d'une récidive et/ou d'une complication ou encore d'un deuxième cancer, évaluer la qualité de vie physique, sexuelle, mentale et professionnelle, objectifs à faire partager par le patient.

Elle s'effectue sur un mode pluridisciplinaire, programmé, pour éviter visites et déplacements intempestifs, conviant spécialiste d'organe, chirurgien, radiothérapeute, oncologue médical, le patient gardant contact avec son médecin généraliste. Selon le type de cancer et le stade, se succèderont examens radiologiques et/ou endoscopiques, mais aussi biologiques comme les marqueurs tumoraux[78]. En cas d'oubli du rendez-vous, on sollicitera le patient par SMS ou courrier, et en cas de déménagement l'adresse d'un spécialiste lui sera proposée.

Sa durée est de 5 ans minimum ou plus, selon la nécessité clinique ou le protocole de l'essai randomisé. Au-delà de 5 ans, à la demande du patient ou du cancérologue, la surveillance peut s'alléger, voire s'interrompre, le malade gardant contact avec le spécialiste d'organe et son médecin généraliste.

[78] Antigène carcino-embryonnaire(ACE) et CA 19-9 pour les cancers digestifs, antigène spécifique de prostate (PSA) pour le cancer de la prostate, CA 12-5 (cancer de l'ovaire), CA15-3 (cancer du sein). Pour un taux positif avant traitement, un dosage négatif après traitement traduit la rémission complète ; sa repositivation éventuelle en cours de surveillance, en dehors de toute expression macroscopique tumorale, trahit l'existence d'une récidive infra-clinique.

Néanmoins cet arrêt peut être vécu comme un abandon à même de justifier la poursuite de la surveillance.

Une enquête réalisée par entretiens téléphoniques auprès de 4174 personnes de France métropolitaine - âgées de 18 à 82 ans au moment du diagnostic, sans maladie psychiatrique associée, sélectionnées par tirage au sort à partir des données de l'assurance maladie - a évalué cette surveillance. Cinq ans après le diagnostic, plus des deux tiers déclaraient consulter un médecin généraliste pour leur suivi : 42 % régulièrement, 14,9 % occasionnellement, 9,3 % exceptionnellement et 33,1 % jamais[79].

Des séquelles thérapeutiques sont présentes chez 63.5% des malades 5 ans après le diagnostic : incapacité physique, fatigue, problèmes de sommeil, problèmes sexuels, douleur articulaire, anxiété[80] qui retentissent sur la vie affective et conjugale, à prendre en compte dès que possible pour les aider à se reconstruire :

- Accompagnement psychologique, sans attendre les prémices d'une dépression ou d'un syndrome de stress post-traumatique.
- Fréquentation d'un espace de rencontre et d'information (ERI), en soutien à la guérison somatique.
- Education thérapeutique pour les motiver à utiliser leurs propres ressources, donner des informations sur la prévention, éviter le surpoids par le régime alimentaire et l'activité sportive, ne pas arrêter un traitement hormonal au long cours sans raison médicale, les sensibiliser aux évènements qui peuvent survenir en exposant les moyens pour les affronter.
- Recours aux aidants « personnes qui viennent en aide, de manière régulière et fréquente, à titre non professionnel, à une personne en perte d'autonomie, du fait de l'âge, de la maladie ou d'un handicap[81]».

---

[79] Institut national du cancer. La vie cinq ans après un diagnostic de cancer, juin 2018

[80] Institut national du cancer. juin 2018, opus cité

[81] Institut national du cancer. Stratégie décennale de lutte contre les cancers 2021-2030. Feuille de route 2021-2025, p 32 https://solidarités-santé.gouv.fr/IMG/pdf/feuille_de_route-strategie_decennale_de_lutte_contre_les_cancers.pdf

XI

Rechute

Chez le malade en surveillance qui apprivoisait la guérison, la rechute apporte la consternation : tout est à recommencer. Dans un tel contexte le cancérologue prendra le temps d'expliquer au patient, avec les nuances nécessaires, les circonstances de sa rechute avant de proposer un traitement de rattrapage et/ou des soins de support.

L'examen clinique et l'imagerie préciseront le site de la rechute - local, régional (ganglions de drainage), métastatique – indispensable, au diagnostic, à l'échange pluridisciplinaire et au choix thérapeutique. La biopsie du site de récidive est obligatoire pour confirmer la filiation avec le cancer précédemment traité ; en cas de difficulté, ou de matériel prélevé insuffisant, des biopsies dites liquides réalisées sur un échantillon sanguin à la recherche d'ADN tumoral circulant, donneront la signature biologique du cancer.

Face à ce nouveau combat, l'âge, les comorbidités, le stade de la récidive, l'état clinique, l'environnement familial, l'énergie dont dispose le malade et la confiance accordée à l'équipe soignante interviennent à des degrés divers.

Le rattrapage

Face à une rechute locale ou locorégionale l'espoir de guérison existe pour certains cancers grâce à la chirurgie et/ou la radiothérapie avec le soutien d'un traitement systémique. Face à une rechute métastatique, une rémission de qualité voire la perspective d'une guérison est possible selon la nature du cancer, son hormonodépendance éventuelle, le statut clinique du patient, le site et le nombre de métastases grâce aux traitements systémiques – hormonothérapie de deuxième ligne, thérapies ciblée, immunothérapie +/- chimiothérapie) et au potentiel recours à l'irradiation stéréotaxique de métastase(s).

L'observation suivante illustre les aléas de ce combat. Il s'agissait d'un patient de 50 ans opéré en 2005 d'un cancer de prostate localement avancé avec une valeur de PSA (pour antigène spécifique de prostate) à 8.1 ng/mL. J'entends encore le professeur Jean-Luc Descotes me dire au téléphone du bloc opératoire d'Urologie : le prélèvement ganglionnaire pelvien extemporané est positif, dois-je poursuivre la lymphadénectomie ? Et moi de répondre : continue, nous verrons après... . Le compte-rendu anatomo-pathologique de la pièce opératoire mentionnait un adénocarcinome prostatique moyennement différencié (score de Gleason 4+3) envahissant une vésicule séminale (pT3b). Un ganglion du petit bassin était envahi sur les quinze prélevés (pN1=1/15). Il existait des emboles tumoraux dans les vaisseaux lymphatiques. Des cellules malignes engainaient les ramifications nerveuses. La marge chirurgicale à la face antéro-supérieure de la prostate était envahie (R1). Selon la classification pTNM, il s'agissait d'un stade pT3b R1 pN1 (1/15) M0.

Six semaines plus tard, le taux de PSA était à 0.21ng/mL alors qu'il devait être indosable, signant une poursuite évolutive infra-clinique. Une radiothérapie post-opératoire avec hormonothérapie d'une durée minimum de 3 ans fut proposée en RCP, refusée par le patient à cause de l'impact sur la santé sexuelle. Je proposai alors une association chimio-radiothérapie qui fut menée à bien. A distance, le PSA devint indosable. A distance, des traces de sang dans les selles, imputables en rectoscopie à une rectite radique disparurent sous traitement symptomatique et un dysfonctionnement érectile fut corrigé par injections intra-caverneuses de prostaglandine.

En janvier 2010, la valeur du PSA à 0.13 ng/mL augurait une récidive biochimique, en dépit du caractère normal de l'IRM pelvienne. Le patient, au courant des essais thérapeutiques internationaux, proposa une immunothérapie par Sipuleucel-T validée par un essai de phase III publié dans le New England Journal of Medecine[82], mais pas agrée par l'Agence européenne du médicament. Peu après, le PET/Scan à la choline identifia un ganglion métastatique à la jonction de la cinquième vertèbre lombaire et du sacrum. L'hormonothérapie fut à nouveau proposée, à nouveau récusée. La radiothérapie par modulation d'intensité qui exposait au risque de ré-irradiation partielle du territoire précédemment irradié, ne fut pas retenue. En conséquence, l'ablation du ganglion suspect (adénectomie) fut réalisée en 2012 (professeur Jean-Luc Descotes) : au microscope, l'architecture tumorale était peu différenciée (score de Gleason 4+4) de pronostic péjoratif. Le dosage du PSA redevint négatif.

En 2014, la valeur du PSA atteignait 0.4 ng/mL et la TEP à la choline retrouvait un ganglion métastatique dans le petit bassin, au niveau de la bifurcation de l'artère iliaque interne gauche. Le patient, toujours attentif aux données de la littérature, suggéra une radiothérapie interne vectorisée au vu des résultats prometteurs d'un essai de phase 2 utilisant un ligand du PSMA couplé à un radioisotope, le Lutétium177-PSMA (177Lu-PSMA), mais un curage prudent fut jugé préférable. Peu après le PSA stagna à 0.11 ng puis passa à 0.29 ng en juillet 2016 et 0.41 ng en mars 2017. Ne pouvant faire appel au TEP à la choline à cause de son manque de sensibilité face à un taux aussi bas, le patient fut inclus dans un essai thérapeutique national pour qu'il puisse bénéficier d'une TEP au PSMA. Celle–ci identifia dans le petit bassin deux zones hyper métaboliques de 4 mm de petit axe chacune : l'une en situation iliaque primitive gauche, l'autre iliaque interne droite. Le patient évoqua de nouveau la radiothérapie interne vectorisée mentionnée ci-dessus. Nous proposâmes la tomothérapie dont nous disposions ou la radiothérapie robotisée par cyberknife qui fut réalisée à Paris en février 2017 par le docteur Tolédano avec 30 Gy en 3 séances sur les deux sites.

---

[82] Kantoff, P.W., et al. Sipuleucel-T immunotherapy for castration-resistant prostate cancer. N EnglJ Med, 2010, 363, p 411-422

A l'automne 2018, la normalité du scanner et le PSA indosable signaient la rémission complète. Un lymphoedème des membres inférieurs apparut en 2019, séquelle de l'irradiation et de la chirurgie ganglionnaire itérative, qui fut soumis à des massages lymphatiques efficaces. Une lymphangite fébrile du membre inférieur droit se manifesta plus tard : l'instauration d'une antibiothérapie au long cours en vint à bout. En 2021, la rémission complète persistait et le lymphoedème des membres inférieurs avait disparu. Cette observation met en scène un malade en poursuite évolutive en quête de traitement innovant, entouré dans son combat par « une vague chaleureuse et puissante qui me portait et démultipliait ma détermination ; c'est le fait d'accepter la probabilité de la défaite qui donne de l'énergie pour la victoire. La victoire n'est pas dans l'éradication, mais dans la capacité à continuer à augmenter sa puissance d'être, même si le corps décline ».

En phase avancée, il arrive que des malades bénéficiant de conditions peut-être particulières de lutte puissent mener un combat de longue durée. Le père de la psychanalyse, fumeur de cigares, atteint d'un cancer de la mâchoire en 1922, décéda en 1938 après de nombreuses interventions chirurgicales, de la radiothérapie, et le port de prothèses endo-buccales pour s'alimenter et s'exprimer. « Il est émouvant de penser qu'une grande partie de son œuvre scientifique a été accomplie alors que lui-même se débattait contre la maladie. Au début, on lui avait caché la nature du mal, puis on le lui a dit et il a suivi, souvent d'ailleurs avec une certaine ambiguïté, l'évolution de celui-ci »[83]. D'autres situations ont été relatées dans les médias. A l'orée d'un premier mandat, un président de la République apprit qu'il était porteur d'un cancer de prostate avec métastase osseuse ; bien qu'à l'époque la pharmacopée fut assez réduite, il put achever un deuxième mandat. De même, un homme d'affaires, ancien ministre, lutta longtemps contre un cancer métastatique. Convenons cependant que la durée de ces survies, puisse être liée aussi à des paramètres anatomo-

[83] Tubiana M. Le refus du réel. Robert Laffont. 1977, p 280

cliniques et génomiques particuliers.

Il arrive aussi, qu'en dépit de difficultés existentielles, grâce aux ressources qu'ils puisent en eux, nombre de malades arrivent à concentrer leur énergie sur le combat à mener et de la sorte bénéficier d'une tolérance et d'un suivi meilleurs que ceux qui, pour une raison ou une autre ne peuvent s'investir davantage. C'est cette attitude qui nous fortifie silencieusement, nous médecins et nous motive pour encourager les malades démunis.

Soins palliatifs

Quand le cancer évolue en dépit des traitements, les soins palliatifs prennent le relais, pour accompagner le patient et son entourage, préserver sa dignité et sa qualité de vie jusqu'à la fin. Selon le contexte clinique, il est souhaitable d'évoquer tôt le recours potentiel aux soins palliatifs, pour préparer le patient et lui éviter le sentiment d'une perte brutale d'espoir et d'arrêt des soins.

Ces soins sont dispensés par une équipe pluridisciplinaire dans les services cliniques, unités mobiles de soins palliatifs, services de soins de suite et de réadaptation, hospitalisation à domicile et réseaux de santé ville-hôpital. L'équipe est composée de médecins, psychologues, soignants, aides-soignants, kinésithérapeutes, assistants sociaux, bénévoles. Elle prend en compte la personne dans sa globalité, et prodigue des soins généraux et symptomatiques face à l'anxiété, la souffrance psychologique, la dépression, la douleur, la constipation, la dyspnée, les nausées, le manque d'appétit... Les échanges avec les soignants, les psychologues, entre malades, avec des religieux pour les croyants, la méditation, l'art-thérapie, l'évocation de souvenirs, entretiennent une flamme de vie, car avoir été contribue à continuer d'être.

« Les soins palliatifs, au sens moderne du terme sont nés en 1967 à Londres grâce à la détermination et à l'expérience de

Dame Cicely Saunders. En France, l'ouverture de la première unité de soins palliatifs date de 1987 et celle de la première équipe mobile de 1989 dans le service de Robert Zittoun à Paris. A Grenoble, dès 1987, René Schaerer pilota la démarche palliative en cancérologie que la commission médicale du CHU de Grenoble avait décidé de mettre en application en novembre 1986, selon la circulaire ministérielle du 26 aout 1986. Ce n'est qu'en mars 1990 que fut ouverte l'unité mobile de soins palliatifs, constituée d'une équipe interdisciplinaire de 7 personnes : médecins, infirmière, secrétaire médicale, psychologue et kinésithérapeute...L'idée d'une unité de soins palliatifs (USP) avec des lits d'hospitalisation fut plus lente à faire son chemin et ce n'est que le 14 décembre 2009 que fut ouverte l'USP actuelle... Par ailleurs, l'idée de susciter dans la société, un mouvement en faveur de l'accompagnement des malades en fin de vie et de leurs proches, était portée à Grenoble depuis 1983 par l'Association Jusqu'à La Mort Accompagner La Vie (JALMAV), qui dès 1987, procura au service d'oncologie médicale du CHU les premiers bénévoles accompagnants [84] ». Depuis, nombre d'associations accompagnent les malades. Il existe des réseaux d'accompagnement du deuil avec des accompagnants bénévoles formés à l'écoute.

La mort fait partie de la vie, mais il est difficile « d'apprendre à vivre à proximité de la mort » comme l'évoquait le professeur Axel Kahn (1944-2021), président de la Ligue nationale contre le cancer. Rappelons l'article 38 du code de déontologie médicale : « Le médecin doit accompagner le mourant jusqu'à ses derniers moments, assurer par des soins et mesures appropriés la qualité d'une vie qui prend fin, sauvegarder la dignité du malade et réconforter son entourage. Il n'a pas le droit de provoquer délibérément la mort ». En phase terminale, la loi Claeys-Léonetti promulguée le 2 février 2016 donne au malade le droit d'avoir une fin de vie digne, avec la possibilité

---

[84] Schaerer R. Grenoble ville pionnière pour les soins palliatifs en cancérologie. Grenoble Métropole Santé . Histoire d'un destin partagé avec la ville et l'Université. Editions 1 Berger. 2019. p 160

de pouvoir « dormir avant de mourir pour ne pas souffrir » par une sédation profonde et continue jusqu'au décès. La procédure est collégiale, avec présence d'un médecin lors de la titration. Le médecin doit être joignable en permanence, avec possibilité de visite médicale à domicile[85]. Le malade doit avoir rédigé, de préférence avant la phase avancée, une directive anticipée datée et signée sur papier libre ou sur un modèle, dont un exemplaire est donné à ses médecins et à sa personne de confiance : y figurent ses volontés à l'égard des soins qu'il voudrait ou non recevoir, dans le cas où il deviendrait inconscient ou serait dans l'incapacité de s'exprimer.

Cette directive anticipée est restreinte aux hôpitaux qui disposent d'une structure de soins palliatifs, dont 21 départements sont dépourvus. Le législateur a demandé de veiller à une équité d'accès aux soins palliatifs, et de mieux former les soignants à l'accompagnement de la fin de vie. Il est important d'informer les citoyens, d'accorder un soutien aux aidants familiaux et aux proches, en espérant qu'une disposition légale voie le jour avec un financement adéquat, pour que les malades puissent mourir dans de bonnes conditions dans un cadre familier, entourés des leurs, « car vivre la fin de vie, c'est important pour la personne qui part, mais aussi pour ceux qui restent » (docteur Marie Daniel).

En 2022, le Comité consultatif national d'éthique a fait part de son avis à propos de questions éthiques relatives aux situations de fin de vie[86,87], et le président de la République a installé une convention citoyenne sur ce thème. Quoi qu'il en soit, il est indispensable que tous les départements de la France métropolitaine disposent d'une unité de soins palliatifs dotée d'un personnel en nombre suffisant et dûment rétribué. Qu'il me soit permis de citer le docteur Claire Fourcade, présidente

---

[85] « Comment mettre en oeuvre une sédation profonde et continue maintenue jusqu'au décès ? » Synthèse du guide du parcours de soins de la Haute Autorité de santé (HAS), actualisé en janvier 2020.

[86] https://www.sfap.org/actualite/fin-de-vie-donner-la-mort-n-est-pas-un-soin

[87] https://www.sfap.org/actualite/fin-de-vie-soignants-et-benevoles-refusent-d-etre-les-acteurs-de-la-mort-administree

de la Société française d'accompagnement et de soins palliatifs : « je voudrais dire et redire que la très grande majorité des patients nous demandent de l'aide pour vivre, pas pour mourir; le fait d'être accompagné et soulagé fait disparaître la quasi totalité des demandes d'euthanasie. »[88]

[88] Médecins n° 82 Novembre-décembre 2022, p 14

XII

Guérison

Le parcours de soins d'un patient est une odyssée - non celle d'Ulysse au retour de la guerre de Troie qui échappe à plusieurs défis pour retrouver son Ithaque natale et sa femme Pénélope - mais celle d'une personne, somme de pertes, de souvenirs et d'espoir, qui ayant vaincu le cancer, quitte la gangue qui l'a emprisonnée pour reprendre tout ou partie de sa liberté d'être et d'agir.

La guérison est modulée par des paramètres inhérents au cancer : diagnostic anatomo-pathologique, stade TNM, facteurs de pronostic, modalités thérapeutiques, délai de surveillance par rapport au traitement. Elle est aussi modulée par des paramètres liés au patient : âge, comorbidité, observance au traitement, statut social car la durée de vie des patients les plus pauvres est moindre.

La probabilité de guérison clinique est définie de façon individuelle, dès que l'on considère que le risque de rechute ou de décès lié au cancer peut être écarté. En revanche, la probabilité de guérison statistique est définie sur une population de malades. Elle est acquise lorsque le risque de décès - résultante du risque de décéder d'autre (s) cause(s) comme le reste de la population, et du risque de décéder du cancer - devient suffisamment faible pour considérer la majorité des patients restant comme guéris. A partir de tables de mortalité de la population générale, il est possible de quantifier le temps à partir duquel le risque de décès du cancer devient faible, c'est-à- dire le temps où le risque de décès des personnes traitées rejoint le risque de la population générale.

A l'exception du cancer du sein où la probabilité de décès reste à un niveau relativement bas, plus le délai de surveillance croît et plus la probabilité de décès par cancer diminue. Le délai au-delà duquel la probabilité de décès par cancer devient moindre que la probabilité de décès liée à d'autres causes, dépend de l'âge et du site du cancer. Pour le cancer colorectal ce délai est de 7 ans après le diagnostic chez les femmes de 75 à 84 ans (6 ans chez les hommes) et de 18 ans chez les femmes de 45 à 54 ans, (20 ans chez les hommes). Rappelons que le cancer du sein est la cause majeure de décès chez les femmes de moins de 75 ans quel que soit le délai depuis le diagnostic et chez les patients de moins de 75 ans pour le cancer du poumon. En revanche, les décès d'autres causes sont plus fréquents chez tous les patients de plus de 75 ans. Parmi les cas prévalents, à l'exception du cancer du sein chez les femmes de moins de 55 ans et du poumon chez les femmes de plus de 55 ans et les hommes de plus 65 ans, la probabilité de cancer chute à moins de 1% avec des temps variables depuis le diagnostic[89].

En clinique on utilise la survie à 5 ans pour apprécier la probabilité de guérison. On distingue la survie globale ou observée qui tient compte du décès par cancer ou d'une autre cause, ce qui permet d'apprécier aussi les progrès accomplis dans la lutte contre le cancer, tous cancers et tous stades confondus. Cette survie globale est passée de 30% en 1970 à 50% en 2000 et devrait atteindre probablement 70 à 80% à l'orée de l'année 2030. On distingue aussi la survie spécifique ou nette où l'élément péjoratif pris en compte est le décès par cancer uniquement.

L'amélioration de la survie reflète les progrès thérapeutiques, mais également la pratique du dépistage pour certains cancers et l'apparition de nouvelles modalités diagnostiques qui augmentent le pourcentage de stades précoces de meilleur pronostic, au prorata des stades évolués de moins en moins nombreux.

---

[89] Colonna M, Grosclaude P, Bouvier AM, Goungounga J, Jooste V. Cancer. 2022, 128-20, p 3663-3673

Pendant longtemps les malades guéris n'avaient pas le droit à l'oubli, ils étaient pénalisés pour l'accès aux assurances et au crédit. Depuis la loi du 26 janvier 2016, toute personne dont le cancer est sans rechute 10 ans après la fin du traitement est dispensée de faire état de ce diagnostic à l'assureur, délai ramené à 5 ans depuis le 1er septembre 2020, pour les personnes dont le diagnostic de cancer a été porté avant l'âge de 21ans. Lorsque le délai n'est pas atteint, l'emprunteur disposera d'une liste de cancers avec les délais à déclarer à l'assureur, pour bénéficier d'une assurance sans surprime ni exclusion de garantie, proche des conditions standards.

XIII

Exemples de parcours de soins

Le vécu des patients varie au gré de la nature du cancer et de son pronostic, des modalités thérapeutiques, de leur personnalité, de la modification de leur apparence physique, du poids du regard d'autrui, de l'altération de leur qualité de vie, de l'attention et du soutien apportés par les proches et l'équipe soignante. Le recours au psycho-oncologue et la fréquentation d'un espace de paroles leur offrent la possibilité d'être écoutés, de partager, et de métaboliser leur angoisse et leur peur.

L'enquête BVA[90] réalisée en 2019 à la demande de la Ligue nationale contre le cancer, chez 2649 patients en cours de traitement ou en rémission depuis moins de 3 ans, a montré que les patients recevaient en moyenne 2 traitements : la chirurgie (68%), la chimiothérapie (56%), la radiothérapie (42%), l'hormonothérapie (16%), les thérapies ciblées (10%) et l'immunothérapie (8%). La note attribuée au vécu du parcours passait de 4.1/10 à la première consultation, à 3.2 lors de la consultation d'annonce, 4.2 en début de traitement et 6.4 en fin de traitement. Le ressenti global était très bien chez 36% des participants, très mauvais chez 28%.

Pour donner chair et âme à ce parcours initiatique, j'ai rapporté ci-dessous des observations de patients porteurs de cancers localisés du sein, de la prostate ou du colon-rectum, traités dans le cadre de la Fédération de Cancérologie puis du 3C au CHU Grenoble-Alpes, disposant d'une période de surveillance longue.

---

[90] Face au Cancer, l'épreuve du parcours de soins. Rapport 2018-2019 de l'Observatoire sociétal des cancers

Cancer du sein

La stratégie thérapeutique du cancer du sein localisé est brièvement rappelée, sachant que les traitements médicaux ne cessent d'évoluer.

La chirurgie est systématique

L'étendue de l'exérèse est fonction du diamètre tumoral. La chirurgie est conservatrice lorsqu'elle sauvegarde le sein (tumorectomie), et radicale lorsqu'elle le sacrifie (mastectomie).

Tumeur de moins de 3 cm de diamètre.

La tumorectomie (exérèse complète passant à distance de la tumeur) accompagnée de la procédure du ganglion sentinelle est l'intervention de référence ; elle est suivie d'une radiothérapie et d'un traitement médical selon les facteurs de mauvais pronostic et le statut des récepteurs stéroïdiens. La tumorectomie a supplanté la mastectomie comme en témoigne, si besoin en était, cette étude suédoise sur 48.986 femmes prises en charge de 2008 à 2017 pour cancer localisé par traitement conservateur, ou mastectomie suivie ou non de radiothérapie : la survie à 10 ans était respectivement de 87.3%, 67%, 72.1% ($p<0.01$), indépendamment du statut socio-économique de la patiente et de l'existence d'une comorbidité [91].

Tumeur de 3 à 5 cm de diamètre.

La chimiothérapie néoadjuvante réduit le volume tumoral et facilite la chirurgie plastique conservatrice. Elle teste in vivo la sensibilité de la tumeur dont la disparition sur la pièce opératoire est un gage de bon pronostic. Après la radiothérapie le programme de chimiothérapie prend en compte la présence de facteurs de mauvais pronostic et le statut des récepteurs stéroïdiens.

---

[91] De Boniface J. et al. JAMA Surg. Published online May 5,2021.doi : 10.1004 jamasurg.2021 1438

Tumeur étendue ou multicentrique.
Chimiothérapie néoadjuvante suivie de mastectomie avec reconstruction mammaire immédiate, ou différée s'il ne faut pas retarder le traitement médical adjuvant.

Chirurgie du creux axillaire homolatéral.

Le curage axillaire, c'est-à-dire l'ablation des ganglions de l'aisselle, n'est plus systématique ; il occasionne parfois un épanchement de lymphe (lymphocèle), ou une restriction des amplitudes articulaires de l'épaule, voire un lymphoedème du bras. Il est conditionné par la procédure du ganglion sentinelle où transitent en premier les cellules malignes.
L'exérèse de ce ganglion situé dans le creux axillaire est effectuée chez les patientes présentant une tumeur de moins de 5cm sans ganglion axillaire perceptible cliniquement. Elle a lieu après injection dans la région mammaire péritumorale d'un colorant, le bleu patent (identification colorimétrique), puis d'un colloïde marqué par un radioélément le technétium 99m (identification isotopique). Cette méthode combinée, assure un meilleur taux d'identification du ganglion sentinelle, ; notons au passage que cette méthode peut identifier non pas un seul ganglions mais deux.

Au bloc opératoire, le chirurgien repère ce ganglion par le crépitement radioactif de la sonde, à l'plomb duquel s'effectuera l'incision chirurgicale qui met en relief un ganglion coloré, dont l'exérèse est suivie d'un examen anatomopathologique extemporané qui oriente la conduite à tenir :

Ganglion sentinelle négatif
Pas d'ablation des ganglions de l'aisselle ni radiothérapie du creux axillaire.

Ganglion sentinelle positif
En cas de micro-envahissement (> 0.2mm et ≤ 2mm) d'un ou deux ganglions sentinelles, le curage axillaire ou la radiothérapie axillaire ne sont pas recommandés.
En cas d'envahissement macroscopique (>2mm) d'un ou deux ganglions sentinelles, le curage axillaire ou la radiothérapie du creux axillaire sont recommandés

Irradiation mammaire

Elle est systématique en cas de traitement conservateur pour détruire les îlots tumoraux millimétriques résiduels, ce qui diminue le risque de récidive, et augmente la survie globale à 15 ans[92].

Irradiation des aires ganglionnaires

Ganglion sentinelle négatif

Si la tumeur siège dans les quadrants internes du sein, irradiation de la chaine ganglionnaire mammaire interne

Ganglion sentinelle positif

En cas d'envahissement macroscopique d'un ou deux ganglions sentinelles et d'indication de radiothérapie en RCP : irradiation du sommet de l'aisselle, du creux sus-claviculaire et de la chaine mammaire interne.

Hormonothérapie et ou chimiothérapie

Elles réduisent le risque de récidive et de métastase(s) et augmentent la survie.

La chimiothérapie est sollicitée en présence de facteurs de mauvais pronostic : âge inférieur à 35 ans, tumeur de gros volume, envahissement ganglionnaire axillaire, architecture tumorale peu différenciée (grade III de Scarff-Bloom), statut des récepteurs stéroïdiens et de HER-2. Des tests génomiques analysent le niveau d'expression des gènes impliqués dans la croissance tumorale (signature génomique). Ils permettent une désescalade thérapeutique pour les cancers du sein en phase locorégional[93] en choisissant l'hormonothérapie plutôt que la chimiothérapie en cas de signature à bas risque dans les cancers de risque intermédiaire : tumeurs de 1 à 5 cm, grade 2 de Scarff et Bloom, HER2-, sensibles à l'hormonothérapie adjuvante, sans envahissement ganglionnaire ou avec un micro-envahissement.

---

[92] EBCTCG et al. Lancet 2011, 378, p 1707-1716

[93] Cardoso F, et al; N Engl J Med. 2016, 375, p 717-29 .doi:10.1056/NEJMoa1602253

L'hormonothérapie est soumise à la positivité des récepteurs stéroïdiens.
- Récepteurs hormonaux positifs (RE+) et/ou (RP+), HER2- (70% des cas) : hormonothérapie
- Surexpression du récepteur HER2, (15 % à 20% des cas) : chimiothérapie néo-adjuvante, car le pronostic s'avère péjoratif.
- Cancer triple négatif (RE- RP- HER-) (15% des cas) : chimiothérapie néo-adjuvanre.
- A noter qu'en cas de cancer localisé - triple négatif avec gènes BRCA 1 ou 2 mutés, envahissement ganglionnaire ou tumeur au moins T2, ou cancer traité par chimiothérapie néo-adjuvante sans réponse complète histologique, ou cancer RH + HER2- traité par chimiothérapie adjuvante avec au moins quatre ganglions envahis - la thérapie ciblée par Olaparib pendant un an améliore significativement la survie sans rechute [94].

Rappelons qu'au cours du traitement, l'équipe soignante est à même de conseiller les patientes sur le maintien de leur féminité, le port d'une perruque, la façon de s'habiller, les soins de beauté, la pratique du sport, la santé sexuelle, la conservation partielle d'une activité professionnelle.

Observation 1

Femme au foyer âgée de 54 ans, ménopausée, sans antécédent particulier, invitée en 2005 par sa mutuelle à la campagne de dépistage organisé de l'Office départemental de lutte contre le cancer de l'Isère (ODLC 38). La gynécologue a trouvé l'examen clinique normal et a réalisé des frottis cervico-vaginaux du col utérin, puis prescrit une mammographie des seins (face et profil) et remis un test hémoccult pour dépistage du cancer colo-rectal.

[94] Tutt A. N.J. N.Engl. J. Med 2021, 384, p 2394-2405

Le radiologue informa la patiente de la présence d'un nodule de 1 cm de diamètre dans le quadrant supérieur et externe du sein droit, classé ACR 4 (cancer très probable), confirmé en deuxième lecture par le centre de dépistage. Fort émue, la patiente reprit contact avec sa gynécologue pour programmer les biopsies auprès du radiologue, qui furent réalisées sous anesthésie locale, au mammotome après repérage stéréotaxique. Le radiologue laissa deux clips sur le site pour repérage du site tumoral.

Au vu des résultats, la gynécologue fit part à la patiente du bon pronostic présumé de la tumeur, sur la foi du compte-rendu anatomo-pathologique : cancer galactophorique invasif, grade 1 de Scarff-Bloom, récepteurs positifs à l'oestradiol (75%) et la progestérone (55%), HER2 (-). La patiente demeura néanmoins hantée par l'amputation mammaire et la perte de cheveux en cas de chimiothérapie.

La tumorectomie fut réalisée après repérage du foyer tumoral par le radiologue, au moyen d'un fil métallique (harpon), pour guider l'incision chirurgicale. Le chirurgien procéda ensuite à l'exérèse du ganglion sentinelle dont la négativité à l'examen anatomopathologique extemporané, fit récuser le curage axillaire. Le compte-rendu anatomo-pathologique de la pièce de tumorectomie confirma la présence d'un cancer galactophorique invasif de 1,2 cm de diamètre (pT1c), grade 1 de Scarff-Bloom. La marge chirurgicale passait en zone saine (R0). S'agissant d'un cancer localisé de bon pronostic pT1c (1.2cm) R0 pN0 (0/1) RE (75%) RP (55%) HER2 (-), la RCP recommanda une radiothérapie post-opératoire avec hormonothérapie,

Quatre semaines plus tard le radiothérapeute reçut la patiente : le galbe mammaire était conservé, la cicatrisation parfaite, la mobilisation de l'épaule obtenue sans difficulté. Les modalités de l'irradiation furent précisées : 33 séances, à raison de 5 séances par semaine : 25 sur le sein puis 8 focalisées sur le site de la tumorectomie.

L'hormonothérapie fut prescrite avec un inhibiteur de l'aromatase eu égard à la ménopause. En fin de radiothérapie une rougeur cutanée discrète (érythème) recouvrait le sein, retardant le port du soutien-gorge pour ne pas irriter le sillon sous-mammaire.

En cours de surveillance, la patiente respecta scrupuleusement les visites avec le chirurgien, le radiothérapeute et le médecin traitant, réalisant chaque année une mammographie de contrôle. Dix ans plus tard la persistance de la rémission complète signait la guérison et la surveillance fut confiée au couple médecin généraliste, gynécologue.

De nos jours, les femmes de plus de 50 ans avec cancer localisé, ganglion sentinelle négatif, marge de résection saine et récepteurs hormonaux positifs, reçoivent volontiers une irradiation hypo-fractionnée : 15 séances dispensée sur 3 semaines, avec une garantie de contrôle local identique, sans morbidité supplémentaire.

Observation 2

Femme de 65 ans, aux antécédents de cancer du sein chez une tante maternelle et de traitement substitutif de la ménopause pendant 10 ans. Tumorectomie avec prélèvement du ganglion sentinelle pour carcinome galactophorique in situ du sein droit en 2003 ; le compte rendu anatomo-pathologique relatait 3 à 4 foyers de carcinome galactophorique in situ, et un foyer de carcinome lobulaire invasif de 4mm, Scarff-Bloom II, marge chirurgicale saine, pN (0/4). La patiente me fut confiée pour irradiation : 50 Gy sur le sein, avec un complément de 16 Gy sur le site d'exérèse conformément à la proposition de la RCP, complétée par une hormonothérapie par anti-aromatase, interrompue précocement à cause de douleurs articulaires sévères.

En 2006, découverte d'un carcinome in situ des quadrants supérieurs du sein gauche, soumis après repérage à une tumorectomie avec prélèvement du ganglion sentinelle qui s'avéra négatif. L'analyse révélait des foyers de carcinome galactophorique in situ et invasif avec emboles carcinomateux péri-tumoraux.

Il s'agissait d'un stade pT1b (9mm) pN0 (0/2), grade SBR I, RE=80% RP=0%, index de prolifération 1%. La RCP recommanda une irradiation de la glande mammaire avec surimpression du lit d'exérèse, assortie d'une hormonothérapie de 5 ans par anti-aromatase, refusée par la patiente eu égard à sa mauvaise tolérance antérieure.

Fin 2016 l'examen clinique et la mammographie confirmaient la guérison.

Observation 3

Femme de 48 ans, mère de deux enfants, aux antécédents de cancer du sein chez la mère. En 2016 la mammographie du sein droit révélait une trame conjonctivo-glandulaire dense, où l'échographie identifia un nodule de 8 mm du quadrant supéro-interne, classé ACR 4 (cancer très probable).

Après repérage et biopsies, un carcinome galactophorique invasif bien différencié grade 1 de Scarff-Bloom fut identifié, récepteurs positifs à l'estradiol (40%), négatifs à la progestérone. Le résultat de l'immunohistochimie était d'interprétation douteuse et l'hybridation in situ révéla une surexpression HER2 (HER2+++).

Le compte-rendu anatomo-pathologique de la pièce de tumorectomie confirmait le carcinome galactophorique invasif de 5mm de diamètre, grade SBR 1 ; le ganglion sentinelle était le siège d'un état inflammation chronique; la marge chirurgicale passait en zone saine. Il s'agissait d'un stade pT1a (5mm) R0, pN (0/1) RE (40%), RP-, HER2 +++. La RCP proposa le programme personnalisé suivant :

- irradiation de la glande mammaire avec complément focalisé sur le lit tumoral.
- chimiothérapie par 12 cures de taxol.
- traitement ciblé par herceptine ® compte-tenu de la surexpression HER2, d'une durée d'un an, avec 3 semaines d'intervalle entre chaque cure, soit 18 cures au total.

- hormonothérapie par anti-estrogène (Nolvadex®) pendant 5 ans eu égard à la positivité des récepteurs à l'oestradiol et l'absence de ménopause.

La patiente fut mise en arrêt de travail. La chimiothérapie entraina une alopécie, mal vécue en dépit du port d'une perruque, ainsi qu'une ménopause précoce. Une période dépressive la conduisit chez une psycho-oncologue. Le programme de soins terminé, elle reprit son travail à mi-temps, puis à plein temps, demeurant attentive à la surveillance programmée.

Fin 2022, le nolvadex® avait été arrêté, et l'examen clinique et la mammographie témoignaient d'une rémission complète. L'évaluation annuelle de l'épaisseur de la muqueuse de l'endomètre par échographie pelvienne était normale et l'échographie cardiaque réalisée pour contrôler la qualité de l'éjection sanguine du ventricule gauche était sans particularité.

Cancer de la prostate

Observation 1

Homme de 52 ans qui en 2010, ému par la découverte d'un cancer de prostate chez un ami, consulta son médecin généraliste. Il urinait sans difficulté et n'avait qu'une miction nocturne. Le toucher rectal était sans particularité. En revanche, le taux de PSA était à 9 ng/mL contre 3.5 ng (limite supérieure de la normale à 4 ng) lors du dosage réalisé 3 ans auparavant, dans le même laboratoire.

L'urologue confirma le caractère normal du toucher rectal et proposa une IRM. La prostate, d'un volume de 50 cc hébergeait une zone supecte de 8 mm de diamètre à la base du lobe droit, la capsule était respectée, les vésicules séminales et les ganglions pelviens étaient indemnes. La zone suspecte répondait à un grade 5 de la classification PI-RADS (cancer très probable), requérant des biopsies systématiques.

Le matin du prélèvement le patient respecta scrupuleusement la prescription de l'urologue : lavement rectal par normacol® pour obtenir une vacuité rectale, antibiothérapie préventive pour prévenir le risque d'infection urinaire, proche de 4%. L'urologue réalisa par voie transrectale rectale, sous anesthésie locale, douze biopsies guidées par échographie, 6 pour chaque lobe conformément aux recommandations de l'Association française d'urologie (AFU) : 2 à la partie haute de la prostate (base), 2 à la partie moyenne, 2 à la partie basse (apex) et 2 biopsies supplémentaires sur la tumeur grâce à la fusion de l'image IRM du nodule sur l'image échographique.

Le compte-rendu anatomo-pathologique mentionnait un adénocarcinome moyennement différencié de score de Gleason 3+4, sur les deux biopsies ciblées, qui infiltrait moins de 50% de leur longueur. Il s'agissait donc d'un cancer localisé, de pronostic intermédiaire, cT1c (2/14) N0 M0, Gleason 3+4, PSA= 7 ng/mL. Plusieurs options furent débattues en RCP :

- Surveillance active puisque le PSA était inférieur à 10 ng avec moins de trois biopsies positives, dont l'infiltration ne dépassait pas la moitié de la longueur de chaque biopsie. Cette modalité donnait du temps au temps au prix d'un contrôle clinique et biologique régulier, sans hypothéquer un traitement de rattrapage en cas d'échec.
- Prostatectomie par chirurgie ouverte ou coelioscopique, offrant toutes deux le même contrôle local et la même sauvegarde des fonctions urinaire et sexuelle à distance. La chirurgie robot-assistée n'avait pas cours à l'époque.
- Irradiation externe avec modulation d'intensité : 76 Gy en 38 fractions à raison de 5 séances par semaine avec hormonothérapie concomittante et adjuvante d'une durée de 6 mois. La radiothérapie avec hypo-fractionnement modéré de 60 Gy en 20 fractions sur 4 semaines n'avait pas encore cours.
- Curiethérapie par implants permanents de grains d'iode 125 , face à un volume prostatique inférieur à 60cc, un score de Gleason à 3+4, une qualité mictionnelle (International Prostatic Score Symptom) et un débit un urinaire satisfaisants.

Le Professeur Descotes m'adressa le patient pour avis. J'expliquai les modalités de la radiothérapie et précisai que si la chirurgie majorait la toxicité urinaire et altérait la fonction érectile, la radiothérapie majorait la toxicité intestinale, mais à long terme la qualité de vie était équivalente. J'évoquai l'éventualité d'une radiothérapie post-opératoire en cas de facteurs de mauvais pronostic sur la pièce de prostatectomie :

- rupture de la capsule prostatique (pT3), ou architecture tumorale polymorphe peu différenciée (score de Gleason 8-10), ou envahissement des vésicules séminales[95].
- valeur de PSA > 0. 2 ng/mL, deux à trois mois après la chirurgie.
- envahissement ganglionnaire sur la pièce de curage.

Le patient désirait se débarrasser au plus vite du cancer, fort de sa confiance à l'égard du chirurgien il choisit la chirurgie. Le compte-rendu mentionnait un adénocarcinome moyennement différencié, occupant la moitié du lobe droit (pT2a), de score de Gleason 3+4, avec recoupes chirurgicales passant en zone saine (R0) ; les douze ganglions prélevés dans le petit bassin étaient indemnes (0/12). Il s'agissait d'un stade pT2a, R0 pN0 (0/12). Deux mois après la chirurgie, le PSA était indosable (0.01ng/mL), signature d'une rémission complète. La RCP proposa une surveillance clinique et biologique tous les six mois.

Lors de la première consultation de contrôle, l'incontinence urinaire discrète s'était améliorée grâce à la kinésithérapie du sphincter vésical, et le patient n'utilisait qu'une garniture de sécurité pour éponger une goutte d'urine inopportune en cas d'effort ou de fatigue. Pour conjurer le dysfonctionnement érectile l'urologue prescrivit une médication orale pour augmenter l'afflux sanguin pénien et stimuler l'érection.

La surveillance fut régulière. A l'automne 2019 le PSA demeurait indosable (0.01ng/mL) et la persistance de la rémission complète devenait synonyme de guérison.

---

[95] Bolla M et al. Lancet 2005, 366, p 572-78

Observation 2

Homme de 47 ans, aux antécédents de cancer de prostate chez le père et un cousin germain paternel, qui me consulta en 2002, accompagné de son épouse.

Au toucher rectal la prostate était infiltrée, mais la capsule environnante paraissait intègre (T2c).La valeur du PSA était à 333 ng/mL, et les six biopsies prostatiques étaient positives : 3 à droite et 3 à gauche, avec un score de Gleason à 4+3. Le scanner abdomino-pelvien montrait 2 ganglions pathologiques à gauche du petit bassin de 15 et 25 mm de diamètre (N1). Le scanner thoracique et la scintigraphie osseuse étaient normaux (M0). Il s'agissait d'un cancer localement avancé, de pronostic péjoratif, T2c (6/6), Gleason 4+3, N1 M0.

En RCP la prostatectomie radicale fut proposée, refusée par le patient. Je proposai alors une triple approche : radiothérapie de la prostate et des ganglions du petit bassin, chimiothérapie contemporaine par Docétaxel® et hormonothérapie par Zoladex® 10.8mg, pendant 5 ans. La proposition fut retenue avec réserve : si l'association radiothérapie-hormonothérapie s'avérait légitime[96], la chimiothérapie ne l'était pas, car réservée aux cancers métastatiques résistant à la castration. En outre, le Docétaxel® potentialisait la radiothérapie, source potentielle de iatrogénicité. Néanmoins le patient et son épouse, dûment informés des circonstances exceptionnelles de la prescription et de ses risques, donnèrent leur accord.

Au cours de la troisième semaine de radiothérapie, le patient accusa une diarrhée sanglante. Le ventre était souple, la température à 39°, l'échographie abdominale montrait un épaississement de la partie basse du colon gauche et de la dernière anse intestinale, et la rectoscopie une muqueuse rectale inflammatoire parsemée d'ulcérations superficielles. Une chute modérée des globules blancs figurait sur l'hémogramme.

L'arrêt de la radiothérapie fut immédiat et le patient mis sous antibiotique après prélèvement bactériologique des selles, avant

[96] Bolla M. et al.. N Engl J Med 1997, 337, p 295-300

d'être hospitalisé en gastro-entérologie. L'état clinique redevint normal quelques jours plus tard et la radiothérapie fut reprise jusqu'à son terme, sous régime sans fibre et un anti-inflammatoire par voie rectale. La chimiothérapie fut reprise avec une réduction de dose, à raison de 3 cures espacées chacune de 3 semaines. Le PSA se normalisa : 0.94 ng (fin 2002), 0,32 ng (deuxième trimestre 2003). Fin 2007 l'hormonothérapie était terminée avec une valeur de PSA négative (0,11 ng). En 2009 la testostéronémie se trouvait à la limite supérieure de la normale.

J'ai suivi le patient jusqu'en 2010, puis le professeur Descotes prit le relais. En 2018, seize ans après la prise en charge, le courrier médical mentionnait un toucher rectal normal, l'absence de dysfonctionnement érectile et un PSA à 0,29 ng/mL.

Je tirai beaucoup d'enseignements de cette observation et proposai un essai de phase II multicentrique d'association radiothérapie, hormonothérapie et chimiothérapie face au cancer localement avancé, avec la contribution des centres anti-cancéreux de Bordeaux et Dijon et lds CHU de Besançon, Grenoble, Lausanne, et Tours. Les résultats furent satisfaisants et publiés en 2010 [97]. Fort de cette faisabilité, et du soutien du groupe radiothérapie de l'EORTC, je soumis un projet d'essai randomisé de phase III au Comité directeur de l'EORTC, qui fut refusé.

De nos jours la sensibilité et la spécificité du PET-PSMA rend cette investigation systématique lorsque le taux de PSA est supérieur à 20 ng/mL : elle facilite la découverte de métastase(s) infra-cliniques, et si leur nombre ne dépasse pas 3 voire 5, le cancer est dit « oligométastatique ». Il est alors accessible à une chimiothérapie, associée à une hormonothérapie par castration chimique avec abiratérone (Zytiga®), et radiothérapie stéréotaxique des métastases et de la prostate à même d'assurer une guérison, sinon une rémission de longue durée.

---

[97] Bolla M. et al. Radiother Oncol 2010, l97, p 312-317

Cancer colorectal

Observation 1

Homme de 62 ans, sans antécédents familial ou personnel particuliers, sollicité en 2012 par sa mutuelle pour participer à la campagne de dépistage évalué du cancer colo-rectal, refusée 2 ans auparavant. La positivité du test hémoccult le surprit désagréablement et le culpabilisa.

L'examen clinique du généraliste, avec toucher rectal, s'avérait normal. Après avoir mentionné que la positivité du test pouvait être en rapport avec la présence d'un polype (30%) ou d'un cancer (10%), le médecin l'invita à consulter un gastro-entérologue, pour réaliser une coloscopie totale explorant avec une fibre optique l'ensemble du cadre colique. Le malade s'acquitta au mieux de la préparation soigneuse du gros intestin (purge la veille et le matin de l'examen).

La coloscopie, sous légère anesthésie générale, montra à la face antérieure du rectum à 9 cm de la marge anale un nodule de 2 cm de diamètre, légèrement ulcéré en son centre, suspect de cancer, qui fut biopsié. L'exploration colique poursuivie jusqu'au caecum n'objectivait rien de plus. Le gastro-entérologue signala au patient la présence de ce nodule suspect et recommanda une imagerie par résonnance magnétique pour préciser l'extension loco-régionale (l'écho-endoscopie rectale fait aussi partie du bilan initial pour le stade T et N), ainsi qu' un scanner thoraco-abdominal à la recherche de métastase(s). La biopsie confirma l'adénocarcinome rectal.

Nanti des résultats du bilan d'extension, le patient retourna chez le spécialiste. Sur l'IRM, la distance entre la périphérie de la tumeur et la paroi rectale, appelée marge radiaire, était inférieure à 1mm, et le tissu adipeux entourant le rectum ainsi que les ganglions lymphatiques du petit bassin étaient indemnes. Le scanner thoraco-abdominal n'objectivait pas de métastase au niveau du foie ou des poumons. Enfin, la valeur du dosage sanguin de l'antigène carcino-embryonnaire (ACE), marqueur non spécifique des cancers recto-coliques, était inférieure à la limite supérieure de la normale. Le spécialiste était en faveur d'un traitement conservateur par irradiation du petit bassin associée à une chimiothérapie selon les recommandations de la Fédération francophone de cancérologie digestive (FFCD), suivie d'une chirurgie respectant l'anus et le sphincter anal. Le patient qui redoutait l'amputation du rectum, avec mise en place d'une poche dans le bas du ventre, fut rassuré.

Le chirurgien confirma les propos du gastro-entérologue et détailla la technique envisagée : résection antérieure du rectum avec exérèse de la tumeur avec marge de sécurité de part et d'autre, rétablissement de la continuité par anastomose des parties d'amont et d'aval du colon, et curage des ganglions du petit bassin. L'observation présentée en RCP, répondait à un cancer localisé du rectum, T3bN0M0 de pronostic favorable, et la proposition du chirurgien fut confirmée.

Le radiothérapeute expliqua les objectifs et les modalités de la radiothérapie associée à la chimiothérapie par capécitabine®, administrée par voie orale les cinq premiers jours de chaque semaine, afin de renforcer l'effet de la radiothérapie et stériliser d'éventuelles cellules malignes à distance du lit opératoire. Le patient s'entretint ensuite avec la manipulatrice d'annonce qui lui donna un rendez-vous de simulation et lui fit visiter le service.

Le scanner dosimétrique fut effectué, le patient couché sur le ventre afin de diminuer le diamètre antéro-postérieur de l'abdomen, après imprégnation barytée du rectum. L'isocentre du traitement fut déterminé par coupes scanner rapprochées, puis projeté par faisceaux laser sur les flancs du malade à des fins de repérage lors de son installation à chaque séance. Après délinéation du rectum, de la vessie, de l'intestin grêle, des ganglions lymphatiques, sur les coupes scanner et prescription informatisée - 50,4Gy en 28 séances, à raison de 5 séances par semaine sur 5 semaines et demie - l'équipe de radio-physique procéda à la dosimétrie.

Lors de la troisième semaine d'irradiation une augmentation de la fréquence des mictions et quelques glaires rectales furent notées, qui disparurent sous traitement symptomatique. Un mois après la fin de la radiothérapie, la tumeur n'était plus visible à la rectoscopie et à l'IRM, ce qui se voit dans 25% des cas environ. En RCP, une tumorectomie transanale fut proposée par sécurité, réalisée 2 semaines plus tard : la pièce opératoire était indemne de cancer (pT0). La surveillance pluridisciplinaire organisée pendant 5 ans confirma la rémission complète ; le patient fut suivi par son gastro-entérologue et son médecin généraliste par la suite.

De nos jours lorsque la tumeur n'est plus décelable, la tumorectomie n'est pas réalisée, remplacée par une surveillance clinique et endoscopique. A noter que les patients porteurs d'une tumeur localisée de diamètre inférieur à 3 cm, désireux de conserver leur rectum, pourraient bénéficier d'une radio-chimiothérapie exclusive avec complément d'irradiation par curiethérapie. C'est ce que suggèrent les résultats préliminaires de l'essai randomisé multicentrique OPERA [98] puisque cette modalité offre un taux de conservation à 38 mois de 97% contre 63% (p=0·012) lorsque le complément est administré par irradiation externe.

Observation 2

Femme de 50 ans, épouse d'un ami, qui me fut confiée en 2009 par un gastro-entérologue de ville, après diagnostic d'un cancer épidermoïde du canal anal, tumeur rare (1000 cas par an en France), plus fréquente chez la femme que chez l'homme, réputée radiosensible.

Au toucher rectal, la tumeur envahissait la partie postérieure du sphincter anal et remontait sur la paroi rectale sur 3 cm. Au scanner, la paroi rectale était épaissie avec infiltration de la graisse adjacente. Sur l'IRM, les ganglions pelviens paraissaient indemnes, ce que confirma la TEP au ^{18}F-FDG. Il s'agissait d'un stade cT3 N0 M0 pour lequel une association radio-chimiothérapie fut proposée en RCP.

[98] Gérard J.P. Lancet Gastroenterology&hepatology,2023, 8 , p 356-357

La patiente redoutait l'amputation du rectum : je la rassurai, indiquant que le protocole EORTC du professeur Jean-François Bosset (CHU de Besançon) devrait permettre la conservation du rectum sans séquelle, grâce à deux séquences d'irradiation séparées de 15 jours : la première de 36 Gy/20 séances sur 4 semaines, la seconde de 23,4 Gy/13 séances sur deux semaines et demie. Le volume irradié incluait l'anus, le canal anal, le rectum, les aires ganglionnaires pelviennes à l'exclusion des aires inguinales ; la chimiothérapie par xeloda® et mitomycine C® intervenait la première et la quatrième semaine d'irradiation, puis pendant la deuxième séquence.

Six semaines après la consultation, en début de traitement, la patiente me signala la présence d'une irrégularité cutanée proche de la marge anale : c'était une métastase, située en limite du champ irradié, qui fut incluse immédiatement dans le volumecible, sans attendre la confirmation biopsique.

Au terme de la première séquence, la patiente se plaignit d'une épidermite périnéale, résolutive par l'application journalière d'eau oxygénée, suivie d'un séchage au séchoir à cheveux puis tamponnement d'éosine incolore à 2%. A l'IRM le volume tumoral avait diminué de 75%. La deuxième séquence fut administrée en réduisant de 20% les doses de mitomycine C ® et xeloda ®.

Un mois et demi après la fin du traitement, la tumeur n'était plus perceptible au toucher rectal, ce qui fut confirmé lors de la rectoscopie. La patiente laissa éclater sa joie en dépit d'une ménopause précipitée par la radiothérapie avec bouffées vaso-motrices et troubles trophiques vaginaux responsables de dyspareunie, symptômes qui s'amendèrent avec la médication prescrite par sa gynécologue.

Une surveillance clinique et endoscopique partagée avec le gastro-entérologue de ville, le médecin généraliste et le gastro-entérologue fut poursuivie 7 ans, au terme desquels la maintenance de la rémission complète signa la guérison.

Au terme de ces observations, soulignons l'importance de la consultation multidisciplinaire préconisée par le troisième plan cancer, avec chirurgien, spécialiste d'organe, oncologue radiothérapeute et oncologue médical : elle propose au patient une conduite thérapeutique univoque, personnalisée, sur la foi de référentiels régulièrement mis à jour. Encore faut-il disposer du personnel médical et administratif pour la mener à bien de façon pérenne.

XIV

Recherche clinique

C'est une marque de culture et de civilisation aussi noble que l'art, faite d'enthousiasme, d'espoir, de collaboration, mais aussi de compétition. La recherche clinique s'effectue sur l'être humain, du matériel biologique humain ou des données médicales. Elle est reliée à la recherche fondamentale par la recherche translationnelle tel un pont qui peut s'utiliser dans les deux sens : appliquer à la santé des découvertes d'autres domaines scientifiques, mais aussi renouveler la recherche de ces domaines grâce à l'observation intime de la pratique clinique : par exemple avec des essais guidés par la biologie moléculaire et la bio-informatique, comme la recherche de l'action inhibitrice de molécules préalablement identifiées par screening bio-informatique sur les cibles protéiques anormales de différents types de tumeurs .

Les médecins hospitaliers doivent dédier du temps à la recherche clinique, indispensable à l'amélioration de la qualité des soins, et intensifier leurs liens avec l'Université et les organismes de recherche tels que l'INSERM et le CNRS. Après un doctorat et plusieurs années à l'étranger, il s'avère que moins de jeunes s'orientent vers la recherche académique pour obtenir un emploi avec un salaire en dessous de ceux pratiqués dans les pays de l'organisation de coopération et de développement économiques (OCDE).

Réglementation

L'essai clinique, expression reine de la recherche clinique, évalue la tolérance et l'efficacité de médicaments ou de protocoles thérapeutiques, chez des patients qui répondent à des critères précis. La loi Huriet-Sérusclat fut la première loi française qui instaura en 1988 une protection des sujets participant à une recherche clinique, avec notamment le devoir d'information, le recueil du consentement, et les risques encourus par les malades couverts par une assurance spécifique.

Par la suite, la réglementation a été modifiée à plusieurs reprises : loi n° 2004-806 du 9 août 2004 relative à la politique de santé publique, loi n° 2012-300 du 5 mars 2012 relative aux recherches impliquant la personne humaine (RIPH) dite loi Jardé[99] , règlements européens 536/2014 sur les essais cliniques sur médicaments abrogeant la directive 2001/20, 745/2017 sur les dispositifs médicaux. Quant aux recherches strictement sur données ou sur échantillons elles sont régies par d'autres réglementations. Les trois catégories de recherche clinique distinguées par la loi Jardé[100] sont mentionnées ci-dessous :

« **La catégorie 3** concerne les recherches non interventionnelles prospectives, anciennement dénommées « observationnelles prospectives ». Dans le cadre de ces recherches, tous les actes pratiqués ainsi que les produits utilisés, le sont dans le cadre habituel pour le patient. L'intervention ne modifie pas la prise en charge des participants à l'étude.

La catégorie 2 est relative aux recherches interventionnelles à risques et contraintes minimes, anciennement dénommées « soins courants ». Les arrêtés de 2018 donnent une liste précise des interventions correspondant à cette catégorie. De plus, ils complètent la liste des critères qui permettent de qualifier la recherche comme étant « à risques et contraintes minimes ». Les recherches interventionnelles inclues dans cette catégorie sont non médicamenteuses et ne comportent que des risques et des contraintes minimes pour les participants. L'intervention peut être par exemple une prise de sang effectuée spécifiquement pour la recherche, des questionnaires avec modification de la prise en charge etc. Depuis la loi Jardé, une assurance souscrite par le promoteur pour les personnes participant à ces recherches est obligatoire.

[99] https://ansm.sante.fr/documents/reference/reglementation-relative-aux-essais-ou-investigations-cliniques/faq-entree-en-vigueur-du-reglement-europeen-sur-les-essais-cliniques-de-medicaments-ndeg-536-2014

[100] https://soepidemio.com 2020/01/22 la loi Jardé en 4 minutes

La catégorie 1 contient les recherches interventionnelles qui comportent une intervention sur la personne non justifiée par sa prise en charge habituelle, dite anciennement « recherche biomédicale ». Ce sont donc toutes les recherches qui nécessitent l'administration d'un médicament expérimental, la réalisation d'actes expérimentaux etc. Une assurance souscrite par le promoteur est également obligatoire.

Toutes ces études doivent obtenir l'accord de la commission nationale de l'informatique et des libertés (CNIL) mais avec des méthodologies de référence (MR) différentes en fonction de la catégorie. La CNIL a pour but de veiller à la protection des données personnelles des participants. Enfin, les recherches de catégorie 1 doivent obtenir l'accord de l'agence nationale de sécurité du médicament et des produits de santé (ANSM), tandis que les recherches de catégorie 2 et 3 doivent seulement la tenir informée de l'étude ».

Essais de catégorie 1

Ils comprennent des phases successives qui garantissent la sécurité des malades et la rigueur scientifique. Toutes doivent obtenir l'accord du comité de protection des personnes (CPP).
- la phase I évalue sur 10 à 40 patients la tolérance d'un nouveau médicament pour déterminer la dose à utiliser.
- la phase II évalue l'efficacité de ce médicament sur 40 à 80 patients environ.
- la phase III compare après randomisation le traitement standard, de référence, au traitement expérimental représenté par le nouveau médicament. L'objectif majeur est un gain de survie significatif à 5 ans. Le nombre de malades à inclure, de plusieurs centaines à plusieurs milliers, est conditionné par l'importance de l'effet escompté.
- la phase IV s'attache au suivi du nouveau médicament après sa commercialisation : c'est une période de pharmacovigilance

au cours de laquelle sont recueillies les déclarations d'effets indésirables qui garantiront sa sécurité d'emploi.

Essai de phase III

Son gain potentiel de survie est estimé par le coordonnateur de l'essai et le statisticien : c'est la différence entre la survie estimée du traitement expérimental et celle du traitement de référence ; cette différence est significative si la probabilité de rejeter à tort l'hypothèse nulle (absence d'effet) n'excède pas 5% ($p < 0.05$). La version définitive du protocole est examinée par un comité d'experts nationaux et/ou internationaux, et le promoteur aura souscrit une assurance pour les dommages éventuels que subiraient les patients.

En cas de validation, un comité de protection des personnes vérifiera si l'essai obéit aux règles de l'éthique et si les mesures de protection des malades sont prises. L'Agence nationale de sécurité des médicaments et des produits de santé (Ansm) doit impérativement donner son autorisation.

Ces étapes franchies, l'essai est déclaré ouvert. L'attribution du traitement, standard ou expérimental, se fait par tirage au sort (randomisation) pour répartir les malades en deux groupes homogènes, comparables quant à l'âge, le sexe, les caractéristiques de la maladie.

Dans l'essai en double aveugle le traitement expérimental, administré per os, par injection sous-cutanée ou par voie intraveineuse, est comparé à un placébo présenté sous la même forme et administré avec les mêmes modalités. Patient et médecin ignorent la nature des médicaments distribués car ils sont conditionnés sous la même forme, et la levée de l'aveugle a lieu en cas de toxicité ou de rechute.

Le financement des projets de recherche est souvent pluriel : Ministère de la santé via les PHRC (programmes hospitaliers de recherche clinique), Universités, INSERM (en tête des organismes de recherche en Europe), Ligue nationale contre le cancer, Fondation ARC pour la recherche sur le Cancer, la

Fondation médicale pour la recherche, EORTC, Conseil européen de la recherche, sans omettre les fonds privés. Leur gestion est onéreuse, particulièrement celle des essais académiques de phase III. Les projets passent le plus souvent par un millefeuille administratif, consommateur d'énergie et producteur de retard, qu'un guichet unique réduirait.

En pratique

Lorsque les paramètres cliniques du patient correspondent aux critères d'éligibilité de l'essai, le cancérologue peut l'inviter à participer, après l'avoir informé, et un formulaire de consentement éclairé lui est remis où figurent objectifs, examens à réaliser, avantages potentiels et inconvénients, modalités de surveillance. Des explications complémentaires lui seront données par l'attaché de recherche clinique (ARC) qui gère la procédure de randomisation informatique. En cas d'accord, patient et médecin signent le consentement éclairé. Toutes les données sont adressées au centre de recueil des données. Une majorité de patients manifestent un esprit solidaire : certains disent même que s'ils n'auront pas le temps de bénéficier de cette recherche, d'autres pourront en bénéficier plus tard. Très rares sont ceux qui quittent l'essai prématurément, ce qui ne doit pas nuire à la relation médecin-malade, comme le stipule le formulaire de consentement.

Lorsque le nombre de malades à inclure est obtenu, l'essai est déclaré clos, et son analyse s'effectuera une fois le nombre d'évènements péjoratifs attendus atteint, après accord du comité indépendant de revue des données. La base de données est alors « gelée » après vérification des données recueillies dans le cadre d'une procédure de démarche qualité rigoureuse. Toute erreur découverte après le « gel » ne pourra être corrigée, pour éviter des biais où le chercheur pourrait être tenté de corriger les données dans un sens favorable à ses hypothèses. Si les résultats plébiscitent le nouveau médicament, un dossier d'enregistrement sera soumis aux autorités de santé en vue de son autorisation de mise sur le marché (AMM), et les participants à l'essai seront informés. Notons au passage que la qualité d'un essai clinique est d'autant meilleure que l'adhésion des malades au traitement est importante, que le nombre de malades perdus de vue est faible, qu'il y a peu d'effets indésirables.

Le rendu des résultats dans les médias exige de la rigueur. Le médecin doit s'exprimer avec pédagogie, en précisant comment les résultats ont été obtenus et avec la réserve nécessaire lorsqu'ils sont préliminaires. L'article 13 du code de santé publique stipule en effet : « Lorsque le médecin participe à une action d'information du public de caractère éducatif et sanitaire, quel qu'en soit le moyen de diffusion, il doit ne faire état que de données confirmées, faire preuve de prudence et avoir le souci des répercussions de ses propos auprès du public. Il doit se garder à cette occasion de toute attitude publicitaire, soit personnelle, soit en faveur des organismes où il exerce ou auxquels il prête son concours, soit en faveur d'une cause qui ne soit pas d'intérêt général ».

J'ai participé dès 1978 à la recherche clinique au sein du groupe radiothérapie de l'Organisation Européenne pour la Recherche et le Traitement du Cancer (EORTC), association internationale à but scientifique et non lucratif créée en 1962 par des cancérologues européens, dont les professeurs Georges Mathé (1922-2010) de Hôpital Paul Brousse et Maurice Tubiana (1920-2013) de l'Institut Gustave Roussy. Elle rassemble environ 32 pays, 300 hôpitaux universitaires ou affiliés, 2500 médecins, et inclut plus de 6000 patients par an dans des essais dédiés aux tumeurs du cerveau, de la tête et du cou, du sein, du poumon, de l'appareil digestif, de l'appareil urinaire, des organes génitaux, des cancers pédiatriques, et des leucémies et lymphomes. Son orientation actuelle est de combiner plusieurs thérapeutiques dès les stades précoces, d'avoir un accès rapide aux innovations, de promouvoir des essais avec désescalade thérapeutique. Le centre de coordination et d'analyse est à Bruxelles et compte plus de 180 personnes. En matière de radiothérapie, ma spécialité, les résultats de nombreux essais EORTC ont été publiés dans le

New England Journal of Medecine et le Lancet, revues prestigieuses, et ont promu des standards de soins, par exemple : l'association radiothérapie-témozolomide dans les glioblastomes, la radiothérapie associée au cis-platine dans les cancers avancés du pharyngo-larynx, le surdosage par irradiation du lit tumoral après tumorectomie pour cancer du sein localisé et l'association irradiation pré-opératoire-chimiothérapie dans les cancers localement avancés du rectum. J'ai eu l'insigne honneur de coordonner plusieurs essais sur le cancer de la prostate, publiés dans ces deux revues, dont les résultats ont légitimé l'association radiothérapie externe-hormonothérapie dans les cancers à haut-risque, et la radiothérapie post-opératoire après prostatectomie radicale en présence de facteurs de risque de récidive locale.

L'élaboration d'essais académiques européens est rendue difficile par la fragmentation biologique des cancers et les contraintes administratives différentes entre pays. Aussi, les essais d'envergure nationale ou internationale, étayés par de solides hypothèses biologiques et guidés par des bio-marqueurs prédictifs validés, méritent-ils d'être privilégiés, pour fournir rapidement, avec le plus de chance possible, des résultats significatifs. En France, le site de l'INCa, www.e-cancer.fr héberge un registre qui décline par type de cancer les essais en cours des Sociétés savantes et ceux d'Unicancer qui rassemble les Centres de Lutte contre le Cancer. Afin de mieux sélectionner les traitements personnalisés, les essais se centrent progressivement sur les altérations moléculaires plutôt que sur la forme histologique.

XV

Accès aux innovations thérapeutiques

L'oncologie est le premier marché mondial de l'industrie pharmaceutique, marché qui ne cesse de croître depuis l'avènement des thérapies ciblées et de l'immunothérapie. La recherche sur les médicaments innovants est onéreuse, exigeant au moins une dizaine d'années d'effort, alors que la moitié de l'investissement dédiée aux études cliniques est sans garantie de résultats.

La méthodologie des essais avec médicaments innovants ; à l'instar des autres essais, doit être exempte de biais, comme la faiblesse du bras contrôle, comme en témoigne cette enquête sur quatre vingt seize médicaments anti-cancéreux approuvés pour tumeurs solides ou hémopathies malignes par la FDA de 2013 à 2018 : seize provenaient d'essais dont le bras contrôle était sub-optimal par rapport aux standards de soins [101]. Bien entendu, il ne doit pas y avoir de conflits d'intérêt, comme l'influence de l'industrie pharmaceutique sur la publication des résultats.

En Europe, l'autorisation de mise sur le marché (AMM) du médicament innovant est délivrée par une agence indépendante, l'European Medical Agency (EMA). Cependant, le délai médian entre l'approbation du médicament par l'EMA et chaque système de santé national, varie en raison de parcours et de validations différents, ce qui peut aggraver les inégalités et le pronostic en cas de crises économiques et de politiques d'austérité. Il est toutefois possible de disposer d'un médicament innovant, pas encore disponible sur le marché,

---

[101] Hilal T. et al JAMA Oncol. Published online May 2, 2019. doi :10.1001/jamaoncol.2019.0167

grâce à une autorisation temporaire d'utilisation (ATU), que demande l'oncologue à l'Agence nationale de sécurité du médicament et des produits de santé (ANSM) [102].

En France, l'évaluation médico-économique dépend de la Haute Autorité de Santé qui fixe l'amélioration du service médical rendu (ASMR) du nouveau médicament, en comparant son rapport coût/efficacité à celui d'un médicament déjà existant. Viennent ensuite la commission de transparence pour l'avis médico-technique, la commission médico-économique pour l'intérêt du produit, le comité économique des produits de santé pour son prix. Il peut arriver, que des thérapies ciblées ou des immunothérapies ayant fait leurs preuves dans le cadre d'essais cliniques randomisés, tardent à bénéficier d'un remboursement de la part de la HAS, plaçant les médecins dans une situation délicate, de par le risque de perte de chance pour les malades et de retard en matière de recherche.

Trois milliards six cent millions d'euros ont été consacrés en 2017 aux médicaments sur les 16.8 milliards de prises en charge des cancers, contre un milliard en 2008 [103]. Une politique d'achat commune aux pays de la communauté européenne est souhaitable, avec une évaluation européenne partagée, une négociation commune des prix, des procédures d'achats conjointes, comme le mentionnait le professeur Véronique Trillet-Lenoir, lors de la journée mondiale contre le cancer en 2022. Pour produire vite et à grande échelle, une agence d'innovation européenne pourrait recueillir fonds d'investissements privés et argent public, et financer les thérapeutiques innovantes de laboratoires universitaires ou start-up en biotechnologies adossées aux big-pharma.

L'avenir est aux entreprises capables de simuler grâce à des superordinateurs le comportement des molécules et de prédire leur efficacité plutôt que de les tester in vitro. « Il nous faut donc inventer de nouvelles formes de collaboration scientifique, avec la constitution de véritables consortiums associant

---

[102] Plan Cancer 2014-2019. Cinquième rapport au Président de la République. p17

[103] Szapiro-Manoukina N. Cancer : des innovations mais pas pour tout le monde. Le Figaro santé 3 février 2020

médecins, chercheurs, informaticiens, industriels des biotechnologies comme du médicament, et partageant leurs résultats en transcendant les barrières public-privé, les compétitions et les concurrences et probablement aussi les frontières nationales », recommandait le professeur Thomas Tursz (1946-2018) ancien directeur de l'Institut Gustave Roussy [104].

L'Institut Gustave Roussy a d'ailleurs cofondé avec l'industrie pharmaceutique (Sanofi), l'INSERM, l'Institut polytechnique et l'Université Paris Saclay, le Paris Saclay Cancer Cluster labellisé dans le cadre du Plan Santé France 2030, pour accéder à une importante base de données indispensable à l'utilisation de l'intelligence artificielle, accélérer l'identification de nouveaux traitements, et renforcer la souveraineté sanitaire en matière de production de médicaments. Notons également l'Association FIAC (Filière intelligence artificielle et cancer) lancée en Aout 2021 : ce partenariat public-privé fondé par 9 industriels, France BioTech, l'Association pour la recherche et l'innovation des industries de santé, le Health Data Hub et l'INCa « vise à renforcer la recherche et les connaissances en facilitant le partage de données issues des industries de santé, afin d'innover et de développer de nouveaux médicaments destinés aux personnes atteintes d'un cancer »[105].

---

104 Tursz T. La nouvelle médecine du cancer. Histoire et Espoir. Odile Jacob, 2013, p 246

105 Institut national du cancer. Panorama des cancers en France. Edition 2023, p 32

XV

Prévention

La prévention fait partie de la lutte contre le cancer, « mieux vaut prévenir que guérir ». Qu'elle soit primaire, secondaire ou tertiaire, elle revêt une dimension collective, sociale et environnementale et fait appel à la participation et à la responsabilité de chacun. A l'instar de Prométhée qui livra aux humains le secret du feu indispensable à leur vie, les professionnels de santé doivent contribuer à transmettre une culture de santé publique.

Prévention primaire

La prévention primaire agit en amont de la maladie cancéreuse sur les facteurs de risque, et peut réduire de 40% la part de « cancers évitables » liés au mode de vie ou à l'environnement[106]. Aussi faut-il initier adolescents et adultes à l'observance de recommandations censées sensibiliser et responsabiliser sans culpabiliser :

- S'abstenir de fumer : la prévalence tabagique diminue grâce au remboursement des substituts nicotiniques, aux augmentations successives du prix du paquet de cigarettes, aux campagnes d'information grand public de l'INCa, et à l'opération « Mois sans tabac ».
- Ne pas dépasser 10 verres d'alcool par semaine selon la recommandation de l'INCa.

---

[106] Les cancers attribuables au mode de vie et à l'environnement en France en 2015, BEH N°21, 2018, Santé Publique France.

- Se faire vacciner de façon préventive contre les hépatites A et B. Faire vacciner filles et garçons de 11 à 14 ans révolus contre les virus HPV, avec rattrapage possible de 15 à 19 ans .
- Pratiquer une activité physique régulière capable de réguler le surpoids et réduire le risque de maladies cardio-vasculaires, de diabète gras et de dyslipidémie.
- S'en remettre à une décision partagée avec le médecin à l'égard du traitement hormonal substitutif de la ménopause, au vu des antécédents médicaux, de la comorbidité, des symptômes cliniques, des données de la mammographie et du bilan lipidique. Commencer le traitement substitutif avant 60 ans pour une durée maximum de 5 ans.
- Eviter de s'exposer au soleil au milieu de la journée ; rechercher l'ombre et se couvrir (vêtements, chapeau, lunettes) ; utiliser une crème adaptée au phototype cutané et à l'intensité du rayonnement ; bannir le recours au bronzage artificiel en cabine ; répondre favorablement aux campagnes de sensibilisation sur la protection contre les rayons ultra-violet de type B responsables des coups de soleil et de type A responsables du vieillissement cutané.
- Etre attentif à l'exposition professionnelle aux cancérogènes dont les données sont probantes - amiante, arsenic, benzène, poussières de bois, radiations ionisantes, notamment - en partenariat avec le médecin du travail.
- Lutter contre l'obésité (indice de masse corporelle > 30 kg/m^2) qui prédispose au cancer.
- Ne pas recourir aux suppléments vitaminiques qui ne préviennent pas le cancer, mais peuvent le provoquer.
- Observer une alimentation saine, compatible avec les habitudes alimentaires familiales équilibrées, sans excès de viande rouge, riche en fibres fruits et légumes pour prévenir la survenue des cancers aérodigestifs dans leur ensemble, en tenant compte de l'âge, de l'activité physique, des variations climatiques et des pathologies. La recommandation de 5 fruits et légumes par jour – comprendre 5 portions - élaborée suite à des enquêtes nutritionnelles américaines pour lutter contre l'obésité, qui fleurit sur certains panneaux publicitaires, varie d'un pays à l'autre, au gré des possibilités pécuniaires des familles.

L'alimentation interagit avec le microbiote intestinal - flore microbienne, riche de milliards de bactéries – qui joue un rôle important dans les fonctions digestive, métabolique, neurologique et immunitaire. La traçabilité des aliments de leur origine à leur exposition mérite attention, depuis l'épisode de la vache folle et la découverte de viande de cheval dans les lasagnes. L'Agence Nationale de Sécurité des Médicaments et des produits de Santé (ANSM) met son expertise collective à la disposition des consommateurs pour éviter le bruit de fond de conseils et prises de position, souvent contradictoires.

Prévention secondaire

Selon l'Organisation mondiale de la santé (OMS), la prévention secondaire opère par le dépistage. Celui-ci consiste à « faire la distinction entre les personnes apparemment en bonne santé, mais probablement atteintes d'une maladie donnée, et celles qui en sont probablement exemptes ».

Il est organisé lorsqu'il s'agit d'une opération de santé publique à l'encontre d'un cancer fréquent à l'origine d'une mortalité importante pour assurer un diagnostic précoce garant d'une guérison accrue à condition que la participation soit d'au moins 70%. Il est individuel lorsque la personne n'est pas sollicitée par un organisme de santé et qu'il n'y a pas d'évaluation.

Les résultats d'essais randomisés dédiés au dépistage organisé des cancers du sein, du colon-rectum, de la prostate et du poumon ont promu sa légitimité. Ils ont montré une réduction des décès d'au moins 20% à 5 ans dans la population dépistée, par rapport à la population non dépistée. C'est la raison pour laquelle le plan cancer a généralisé le dépistage organisé du cancer du sein, du col de l'utérus et du côlon-rectum.

Le dépistage organisé s'effectue avec un test simple, indolore, reproductible, peu coûteux, ayant peu de faux positifs (test positif mais cancer non présent) et de faux négatifs (test négatif mais cancer présent). Il est soumis à une procédure d'assurance qualité et à une évaluation.

Dépistage organisé

En 1990, le département de l'Isère fut retenu comme l'un des 8 sites pilotes français pour le dépistage du cancer du sein qui fut géré par l'Office Départemental de Lutte contre le Cancer de Isère (ODLC 38). Crée en 1979, en tant qu'association de loi 1901, il était présidé à sa création par le préfet de l'Isère, disposant d'un conseil d'administration incluant les instances publiques et privées impliquées dans la lutte contre le cancer[107].

Le programme pilote fut financé par les Caisses Primaires d'Assurance Maladie de Grenoble et de Vienne qui prirent en charge le coût des tests et des consultations, et par le Conseil Général de l'Isère qui participa activement au financement du personnel de l'ODLC. Les femmes, sollicitées par leur Caisse d'assurance maladie, recevaient un dossier pour consulter leur médecin généraliste ou leur gynécologue. Au fil du temps le protocole ODLC s'est adapté aux modalités du cahier des charges national.

J'ai eu le privilège en tant que président de la commission de dépistage de participer à la mise en place du programme de dépistage organisé simultané des cancers du sein, du colon-rectum et du col utérin chez les femmes de 50 à 69 ans, avec mes collègues les docteurs Philippe Winckel (oncologue-radiothérapeute de la Clinique du Mail), Jean-Michel Lutz (épidémiologiste du Registre du cancer de l'Isère), Catherine Exbrayat et Anne Garnier médecins de santé publique

En janvier 2019 l'organisation du dépistage, relevant désormais de l'agence régionale de santé Auvergne-Rhône-

[107] Debru J.L.et al. Les Grenoblois dans les Organisations sanitaires. Grenoble Métropole Santé. Histoire d'un destin paratgé avec la ville et l'Université .Editions 1 Berger.2019 p 345-346

Alpes fut confiée au Centre Régional de Coordination du Dépistage des Cancers, Auvergne Rhône-Alpes.

Cancer du sein

C'est le plus fréquent des cancers féminins et la première cause de mortalité chez la femme. L'âge moyen au diagnostic est de 64 ans et 33% des cancers sont diagnostiqués à l'âge de 70 ans ou plus. En 2018, le taux d'incidence était de 99,9 pour 100.000 personnes-années et le taux de décès de 14 pour 100.000 [108]. Le diagnostic est le plus souvent précoce, garant d'un traitement conservateur. La survie nette standardisée tous stades confondus est de 88% à 5 ans[109].

Chaque femme âgée de 50 à 74 ans est invitée à réaliser une mammographie avec un cliché de face et de profil de chaque sein, tous les 2 ans. Au-delà, la femme peut poursuivre le dépistage de façon individuelle en concertation avec le gynécologue ou le médecin généraliste. En matière de bénéfice-risque, pour 100.000 femmes ayant subi une mammographie tous les deux ans pendant 10 ans, le risque de décès par cancer radioinduit est de 1 à 10 pour une dose d'irradiation reçue inférieure à 0,70 millisievert (mSv)[110] . Claude Bernard (1813-1878) père de la médecine expérimentale ne disait-il pas « tout est toxique, rien n'est toxique, tout est une question de dose».

La mammographie numérique a remplacé la mammographie avec films argentiques. Elle optimise l'acquisition, le stockage et la reproduction de l'image, et permet la réalisation de plusieurs coupes de faible épaisseur (tomosynthèse) qui donnent une image tridimensionnelle facilitant le diagnostic de cancer

---

[108] Estimations nationales de l'incidence et de la mortalité par cancer en France métropolitaine entre 1990 et 2018. Février 2019.

[109] INCa. Survie des personnes atteintes de cancer en France métropolitaine 1989-2018. Sein. Septembre 2020

[110] L'irradiation naturelle dont la composante principale est due au radon est de 2,4 mSv/an. Des études épidémiologiques ont montré que le risque de cancer radio-induit devient indétectable au dessous de 100 mSv. Le Sievert est une unité d'équivalent biologique de dose pour évaluer les effets biologiques de la dose physique reçue. D'après Tubiana M. et Dautray R. La radioactivité et ses applications. Que sais-je. PUF 1996

de petite taille. La Haute Autorité de Santé recommande son intégration progressive dans le dépistage organisé.

L'interprétation des clichés s'effectue selon la classification de l'American College of Radiology (ACR) :
ACR1= aucune anomalie décelable, examen normal
ACR2 = anomalie bégnine
ACR3= anomalie très probablement bénigne à soumettre à une surveillance
ACR4 = anomalie suspecte justifiant une cytoponction ou une micro-biopsie
ACR5 = malignité quasi certaine, la confirmation histologique s'impose.

En Isère, pour la période 2018-2019, la participation au dépistage évalué coordonnée par le docteur Catherine Exbrayat, fut de 57.1 %, avec un taux de positivité du test de 5.3% en première lecture et 1.8 % en deuxième lecture par un binôme de radiologues. Le taux de cancer du sein dépisté fut de 9,4 pour 1000 femmes avec plus de 80 % de cancers de moins de 2 cm de diamètre. Ajoutons, qu'entre deux campagnes, des cancers peuvent apparaître dénommés cancer de l'intervalle : en Isère, de 2010 à 2014, le taux de cancer de l'intervalle fut de 1.8 pour 1000 femmes dépistées.

L'âge de 50 ans pour initier le dépistage évalué est controversé. Une étude randomisée chez des femmes de 40 à 50 ans, a montré qu'un dépistage radiologique annuel avec un cliché par sein, réduit significativement la mortalité de 25 % durant les 10 premières années [111] par rapport à un groupe témoin. D'autre part, le taux de participation et le risque de sur-diagnostic rendent nécessaire l'amélioration de l'information sur les risques et les bénéfices, et des outils d'aide à la décision sont à l'étude pour que les femmes intègrent ces informations à leurs propres valeurs et priorités.

[111] Duffy SW et al. Lancet Oncol, 2020, 21, p 1165–1172

Il faut améliorer le diagnostic précoce des formes invasives et réduire le risque de sur-diagnostic et de sur-traitement. C'est l'objectif de l'étude européenne MyPeBs (pour **My Pe**rsonnal **b**reast **s**creening) qui compare après randomisation, le dépistage organisé personnalisé selon le risque de chaque femme au dépistage standard. Le recrutement nécessite 85.000 femmes de 40 à 74 ans dont 20.000 Françaises.

Groupe dépistage personnalisé

Il comporte un risque de développer un cancer du sein dans les 5 ans, risque modulé par un score établi selon :
- les antécédents familiaux (cancer du sein et de l'ovaire chez les proches au 1er degré
- les antécédents personnels de biopsies pour tumeur bénigne et les évènements gynécologiques et obstétricaux
- la densité mammaire. En effet, les seins denses ont plus de tissu fibro-glandulaire où la tumeur se développe de préférence.
- le génotypage. Un score de polymorphisme de l'ADN prélevé sur un échantillon salivaire met en évidence des variations génétiques associées à un risque élevé ou faible de cancer du sein ; son taux de réussite est de 96.5%

Risque faible : mammographie tous les 4 ans.
-*Risque moyen* : mammographie tous les deux ans avec échographie mammaire en cas de densité mammaire élevée.
-*Risque élevé* : mammographie annuelle avec échographie mammaire en cas de densité élevée.
-*Risque très élevé* : IRM avec injection de produit de contraste.
L'interprétation est faite selon la classification BI-RADS (**B**reast **I**maging **R**eporting **a**nd **D**ata **S**ystem) qui définit 5 grades, du grade 1 (négatif) au grade 5 (hautement suggestif de cancer).

Groupe dépistage standard

Le dépistage est conduit selon les recommandations et les procédures propres à chaque pays : mammographie et/ou tomosynthèse tous les 2 à 3 ans avec échographie selon la densité mammaire.

Cancer colorectal

En 2018, le taux d'incidence annuelle était de 36.4 cas pour 100.000 personnes-années chez l'homme et de 25 pour 100.000 personnes-années chez la femme. La survie nette standardisée à 5 ans, tous stades confondus est de 62% chez l'homme et de 65% chez la femme[112].

Depuis 2008 le dépistage organisé est national. Il est effectué tous les 2 ans chez les personnes de 50 ans à 74 ans, sans antécédent personnel ou familial de polype, de cancer colorectal ou de maladie prédisposante. Le test recherche un saignement occulte dans les selles : son taux de couverture reste faible, avec une participation plus élevée chez les femmes que chez les hommes et une grande disparité entre les régions.

Le premier test utilisé fut l'hémocult, test colorimétrique. Il était positif lorsque l'une des six plages sur lesquelles était déposé un échantillon de selles prenait une couleur bleue traduisant la présence de l'hémoglobine contenue dans les globules rouges. L'indication de coloscopie était impérative pour examiner le gros intestin de l'anus jusqu'au caecum, à la recherche d'un polype ou d'un cancer. Cette procédure a permis de réduire la mortalité de 20% à 5ans.

Un test immunologique l'a remplacé. Il détecte sur un seul prélèvement la présence d'hémoglobine, par une réaction antigène-anticorps spécifique à l'hémoglobine humaine. Sa performance est supérieure au test colorimétrique pour détecter les cancers invasifs (2,9/‰ contre 1,2 ‰) et les adénomes avancés (12,1 ‰ contre 3,3 ‰)[113], avec une réduction de la mortalité de 30% à 5 ans.

Pour accroître l'accès au dépistage la distribution du test est étendue aux médecins généralistes, aux centres d'examens de santé, aux cabinets de gastroentérologues et de gynécologues, et aux pharmaciens. L'envoi postal du kit aux personnes ayant participé à l'une des trois campagnes précédentes se fait

---

[112] INCa. Survie des personnes atteintes de cancer en France métropolitaine 1989-2018. Colon-Rectum. Septembre 2020

[113] Plan Cancer 2014-2019 5ième rapport au Président de la République Avril 2019. Institut National du Cancer

gratuitement et la commande s'effectue en ligne sur monkit.depistage-colorectal.fr .

En Isère, pour la période 2018-2019, la participation au dépistage coordonné par le docteur Catherine Exbrayat fut de 40,8 % avec un taux de positivité du test de 4.2 % (5.2% hommes, 3.3% femmes). Chez les patients avec tests positifs, le taux de coloscopie réalisée fut de 89 %, avec les résultats suivants :
- 10 % de cancers, dont 50% n'avaient pas franchi la muqueuse, gage d'une guérison.
- 36% d'adénomes à risque, dont la résection endoscopique suivie de surveillance empêche l'évolution sournoise vers le cancer.

Cancer du col de l'utérus

Organe enclos qui se montre par son col, l'utérus, source d'espoir et de vie n'en est pas moins atteint par le cancer qui le guette. Au cours de rapports sexuels, les cellules qui tapissent le col utérin peuvent être infectées par des papillomavirus humains (HPV). L'infection, asymptomatique le plus souvent, est éliminée par le système immunitaire ; en revanche, celle causée par les sous-types viraux à haut risque oncogène, génère en cas de persistance des lésions cancéreuses du col de l'utérus, de la vulve et du vagin[114]. En 2018 son taux d'incidence était de 4.4 pour 100.000 personnes-années. La survie nette standardisée est de 63% à 5 ans[115].

L'examen gynécologique au spéculum offre la vision du col, serti par le dôme vaginal, sites sur lesquels le médecin et la sage femme effectuent les frottis. Ceux-ci recueillent les cellules

114 Santé publique France – Infections à papillomavirus. https://www.santepubliquefrance.fr/maladies-et-traumatismes/maladies-apreventionvaccinale/infections-a-papillomavirus/la-maladie/#tabs.

115 INCa. Survie des personnes atteintes de cancer en France métropolitaine. 1989-2018. Col de l'utérus. Septembre 2020.

desquamées et sont confiés aux anatomo-pathologistes pour la recherche au microscope de cellules anormales.

Un dépistage national a cours depuis 2018 chez les femmes de 25 à 65 ans selon les recommandations de la Haute Autorité de Santé :

- *25 à 29 ans* : 2 frottis à 1 an d'intervalle, un troisième 3 ans plus tard si le résultat des premiers est normal.
- *30 à 65 ans* : frottis avec test HPV tous les 5 ans en cas de négativité. Le test HPV ets plus fiable que l'analyse morphologique. Il recherche la présence de virus à risque : en cas de test positif, fun frottis cytologique est réalisé et si des cellules suspectes sont identifiées, il faudra programmer une colposcopie avec biopsies.
- Les femmes qui échappent au dépistage par isolement géographique, réticence à l'égard de l'examen gynécologique, ou non réponse à l'invitation, reçoivent un kit d'auto-prélèvement à domicile. Le prélèvement s'effectue avec un écouvillon. Sa fiabilité est proche de celle des médecins. Si le test est positif, un frottis est réalisé pour vérifier la présence de cellules anormales.

En Isère, département pilote depuis 2010, le dépistage est coordonné par le docteur Anne Garnier. Pour la période 2018-19 le taux de participation fut de 63.7% : 74 % des frottis furent réalisés par les gynécologues, 20% par les médecins généralistes et 5% par des sages femmes. Une femme sur 4 avait fait un frottis dans les 12 mois suivant la sollicitation. Le taux de positivité était de 6.4 %.

Dépistage individuel

Cancer de la prostate

Son incidence en forte augmentation jusqu'en 2005 a rapidement diminué en lien avec les modifications de pratique de dépistage par le dosage sanguin du PSA, enzyme sécrétée normalement par la prostate qui participe à la fluidification du sperme. Le taux d'incidence en 2018 était de 78,9 pour 100.000 personnes-années [116] ; la survie nette standardisée tous stades confondus de 93 % à 5 ans[117].

Un essai randomisé européen avait inclus de 1993 à 2003 162 873 hommes âgés de 55 à 69 ans, répartis entre dépistages réguliers par dosage du PSA tous les 4 ans ou consultation à la convenance de la personne[118]. Les biopsies de prostate étaient réalisées pour une valeur de PSA supérieure à 4ng/mL, puis 3 ng/mL à partir de 1997 et/ ou en présence d'un toucher rectal anormal. Au terme de 13 ans de surveillance, la réduction de la mortalité dans la cohorte dépistage était de 21%. Ces résultats n'ont pas été confirmés par la méta-analyse Cochrane[119] sur 341.000 hommes, regroupant cinq essais randomisés.

Le dépistage organisé n'a pas cours à cause du « sur-diagnostic » de formes indolentes (50% des cas) et de la morbidité potentielle des « sur-traitements ». Néanmoins la Haute Autorité de Santé recommande après information de la personne, un dépistage individuel entre 55 ans et 75 ans par toucher rectal et dosage annuel du PSA. La valeur du PSA – dont la limite supérieure de la normale est 4 ng/mL - s'interprète selon le volume de la prostate et l'âge du sujet. Un taux anormal et/ou un toucher rectal anormal doivent faire réaliser une IRM multiparamétrique pour guider la réalisation des biopsies. Un essai randomisé a confirmé cette modalité de guidage qui cible les lésions suspectes siège de cancers cliniquement significatifs (score de Gleason $\geq$ 7) par rapport aux biopsies standards [120]. La réalisation des biopsies par voie transpérinéale permet de diagnostiquer plus de cancers à haut-

---

116 Estimations nationales de l'incidence et de la mortalité par cancer en France métropolitaine entre 1990 et 2018. Février 2019.

117 INCa. Survie des personnes atteintes de cancer en France métropolitaine 1989-2018. Prostate. Septembre 2020

118 Schröder FH, et al; ERSPC Investigators. Lancet. 2014, 384, p 2027-2035

119 Hayes JH et al. JAMA,2014.311, p 143

120 Eklund M et al. N Engl J Med 2021, 385, p 908-920.

risque avec un risque d'infection urinaire moindre, elle devient préférable à la voie transrectale.

Cancer du poumon

Dénommé aussi cancer broncho-pulmonaire, c'est le cancer de l'homme le plus fréquent après celui de la prostate et le troisième chez la femme. En 2018 le taux d'incidence était de 50.5 pour 100.000 personnes-années chez l'homme et de 23.2 pour 100.000 personnes-années chez la femme. La survie nette standardisée à 5 ans est de 24 % chez les femmes et de 18 % chez les hommes[121].

Il représente la première cause de décès par cancer chez l'homme, la deuxième chez la femme[122]. Le tabagisme est le principal facteur de risque, loin devant les facteurs professionnels et environnementaux de plus en plus en cause, puisque 15 à 20 % des cancers bronchiques selon les pays surviennent chez des non fumeurs.

L'essai randomisé Nelson, conduit en Hollande et en Belgique de 2004 à 2012 chez 13.195 hommes à risque âgés de 50 à 74 ans, a comparé après randomisation le dépistage organisé par scanner thoracique faible dose à la surveillance radiologique. Le dépistage par scanner effectué régulièrement et interprété en double lecture, réduit la mortalité de 24 % à 10 ans chez les hommes et de 33% chez les femmes[123]. Ces résultats ont conduit la commission européenne à promouvoir le dépistage du cancer du poumon chez les fumeurs avérés, âgés de 50 à 74 ans.

En France, l'étude pilote CASCADE restreinte aux femmes, a commencé en mars 2022 à Paris, Rennes, Béthune et

---

[121] INCa. Survie des personnes atteintes de cancer en France métropolitaine. 1989-2018. Poumons. Septembre 2020.

[122] Defossez G. et al (2019) Estimations nationales de l'incidence et de la mortalité par cancer en France métropolitaine entre 1990 et 2018. Volume 1 – Tumeurs solides.

[123] de Koning H.J. et al. NEJM.org. January 29, 2020. DOI: 10.1056/NEJMoa1911793

Grenoble. Son objectif est de comprendre pourquoi le bénéfice du dépistage est plus important chez elles, et de savoir si la technique est reproductible en pratique quotidienne avec une balance bénéfice risque favorable à son déploiement. Elle doit inclure 2400 femmes âgées de 50 à 74 ans, asymptomatiques, fumeuses (25 paquets années, soit l'équivalence de 20 cigarettes par jour pendant 25 ans) ou ayant arrêté de fumer depuis moins de 15 ans. L'inclusion est conditionnée par une consultation préalable auprès d'un pneumologue, pour vérifier les critères d'éligibilité et expliquer le rapport bénéfice risque.

Cancer cutané

Le diagnostic des carcinomes cutanés baso-cellulaires et épidermoïdes, d'évolution épithéliotrope est précoce. La guérison s'obtient facilement après exérèse chirurgicale en zone saine.

En revanche le mélanome cutané[124] est redoutable en phase avancée. Selon l'OMS la part attribuable à des facteurs de risque évitables est très élevée chez l'homme et la femme[125]. L'exposition solaire aux rayonnements ultra-violets demeure le principal facteur de risque. En 2018 son taux d'incidence était de 14,2 pour 100.000 personnes-années dans les deux sexes. La survie nette standardisée à 5 ans est de 91 % chez les hommes et de 94 % chez les femmes[126].

Les campagnes annuelles de sensibilisation pour se protéger du rayonnement ultra-violet sont indispensables, de même que la consultation de diagnostic précoce. Des applications sur smartphone permettent la photographie de la lésion, observable

---

[124] « Tumeur noire » qui se développe à partir des cellules responsables de la pigmentation cutanée, les mélanocytes. Ces cellules se trouvent principalement dans la peau. In Hoerni B. (2006) op cit p. 373

[125] Defossez G. et al (2019), op cit.

[126] INCa. Survie des personnes atteintes de cancer en France métropolitaine. 1989-2018. Mélanome cutané. Septembre 2020.

à distance sur l'écran d'ordinateur du dermatologue via un serveur de santé sécurisé : un moteur d'intelligence artificielle différencie ensuite le mélanome du naevus bénin, en détectant les points de concordance entre les milliers d'images intégrées à son système et la photographie.

Cancer de la cavité buccale

L'examen de la cavité buccale à l'aide d'un abaisse-langue et d'une source lumineuse autorise l'observation puis la palpation du plancher de la bouche, de la partie mobile de la langue, des gencives, du palais, du voile du palais, la luette, les amygdales et ses piliers, puis en arrière de la base de langue et des parois latérales et postérieure de l'oropharynx[127]

Aucune étude n'a fait la preuve jusqu'à ce jour, que chez un patient éthylo-tabagique l'examen régulier du médecin ORL ou un marqueur biologique, permettaient un diagnostic précoce. Néanmoins chaque année, au mois de septembre, une information grand public est délivrée sous l'égide de la Société française de cancérologie cervico-faciale, pour expliquer les méfaits du tabac et de l'alcool et rappeler les signes d'alerte des cancers de la cavité buccale et/ou de l'oropharynx : douleur « dentaire », odynophagie (douleurs à la déglutition) et otalgie réflexe (douleur provoquée dans l'oreille du côté de la tumeur sans lésion otologique) : la persistance d'un de ces signes plus de 15 jours, doit motiver une consultation auprès d'un médecin ORL.

Il est aussi recommandé aux médecins généralistes de réaliser chez tous les patients tabagiques et/ou consommateurs d'alcool, un examen de la cavité buccale et de l'oropharynx, en présence ou non des symptômes suscités : 50% des cancers des voies aréo-digestives supérieures sont localisés dans la cavité

[127] Partie du pharynx située derrière la langue, communiquant en avant avec la bouche, à la hauteur des amygdales.

buccale et/ou l'oropharynx, et au moindre doute il faut adresser le patient au spécialiste.

Dépistage sanguin

Des tests sont en cours d'évaluation pour un diagnostic précoce du cancer. L'un d'entre eux évalue l'ADN tumoral circulant dont le profil de méthylation[128] est différent de l'ADN de cellules non tumorales. pour le diagnostic de cancers mauvais pronostic comme celui du pancréas. Un autre, du laboratoire Epigeneres Biotech, recherche les cellules souches susceptibles de devenir tumorales : des résultats préliminaires ont montré une efficacité notoire pour le diagnostic précoce de 25 cancers, légitimant la réalisation d'essais de phase III.

Prévention tertiaire

Elle intervient en aval du traitement, préconisant l'hygiène de vie et les soins de support pour éviter la rechute, les séquelles et les complications. Par exemple, les patients traités pour cancer de la tête et du cou doivent bannir l'intempérance éthylo-tabagique pour réduire le risque de second cancer de la cavité buccale, du pharynx ou du larynx, de l'ordre de 30 % à cinq ans. De même, les femmes traitées pour cancer du sein, ayant subi un curage ganglionnaire au niveau de l'aisselle, doivent éviter prise de sang, prise de tension artérielle, port de charge lourde ou survenue d'une plaie du membre supérieur homolatéral au cancer, pour prévenir l'apparition d'un lymphoedème du bras.

[128] Fixation d'un groupe méthyle (CH_3) sur une molécule organique

XVI

Epilogue

La démocratie sanitaire a donné des droits aux malades, la relation de soin médecin-malade-soignant s'est métamorphosée, la télémédecine et l'intelligence artificielle ont fait irruption dans le paysage médical, la gouvernance hospitalière et la prise en charge du malade se sont complexifiées.

Le combat des malades donne sens et valeur ajoutée à leur vie pour se rapprocher « de leur nature, de leurs émotions, de chercher l'équilibre plutôt que les prouesses »[129]. Certains investissent les associations caritatives, participent à des groupes de paroles, accompagnent des patients en cours de traitement ou siègent dans les Conseils d'Administration des hôpitaux, comités de protection des personnes pour la recherche biomédicale, comités scientifiques de sociétés savantes pour l'élaboration de recommandations thérapeutiques, comités de patients créés par la Ligue nationale contre le cancer et Unicancer pour la recherche clinique, comités départementaux de la Ligue Nationale Contre le Cancer, ou d'autres associations de lutte contre le cancer. D'autres magnifient leur lutte et leur vécu par un livre ou deviennent patients-enseignants, patients-experts ou patients-ressources et collaborent avec les professionnels de santé : « l'hôpital et d'un point de vue plus général, l'organisation du système de santé et la prise en soin, ne doivent plus être uniquement pensés par les professionnels de santé pour les professionnels, mais résulter d'une dynamique collaborative associant les patients et contribuant à ce que l'action des uns renforce la détermination et les compétences

[129] Lagrange H. Débats. Le Figaro 27 Janvier 2021, p.16. A propos de son livre Les maladies du bonheur, PUF, 2020.

des autres » [130]. Les Universités Aix-Marseille, Pierre et Marie-Curie, Grenoble-Alpes, dispensent d'ailleurs un enseignement sur le rôle des patients dans la formation médicale, avec passage du faire pour le patient au faire avec le patient.

La télémédecine permet de « gagner du temps médical, désengorger les cabinets et les urgences et lutter contre les déserts médicaux » [131]. Elle met en rapport un professionnel médical avec le patient ou un ou plusieurs professionnels de santé, ou d'autres professionnels apportant leurs soins au patient pour améliorer sa prise en charge. Des outils numériques sont à la disposition des médecins et des patients, tels les plateformes pour prendre rendez-vous en ligne avec un professionnel de santé, ainsi que le dossier médical partagé, composante de l'espace numérique de santé depuis janvier 2022[132] .

Le carnet de santé confidentiel contient les antécédents, les examens radiologiques et biologiques ainsi que les traitements. Il est destiné à améliorer le suivi des patients, la continuité et la coordination des soins, et leur prise en charge en cas d'urgence. Sa création relève des professionnels de santé, des patients sur le site dmp.fr, et des caisses d'assurance maladie. La Haute Autorité de Santé a d'ailleurs émis des recommandations de bonnes pratiques sur les applications et les objets connectés en santé[133].

La téléconsultation permet au patient, de préférence assisté d'un soignant, d'être en contact avec le professionnel de santé. Elle rend service en zone sous-dotée pour un suivi régulier de à domicile ou en EHPAD. Récemment des unités mobiles de téléconsultation ont été mises en place : l'infirmière, dotée

---

[130] Berkesse A., et al. Le patient-expert, un partenaire incontournable. Le Figaro, 21 septembre 2020, p 13

131 Médecins. Le bulletin de l'Ordre national des médecins. Loi santé : feu vert pour la mise en œuvre. n°63 Sept-Oct 2019, p 24

[132] décret n°2021-1047 du 4 août 2021 relatif au dossier médical partagé https://www.legifrance.gouv.fr/jorf/id/

[133] Haute Autorité de santé. Référentiel de bonnes pratiques sur les applications et les objets connectés en santé (Mobile Health ou mHealth). Disponible sur : www.has sante.fr/portail/upload/docs/application/pdf/2016-11/has-ref-apps-oc.pdf.

d'une mallette avec objets connectés, se rend au domicile du malade où elle guidée à distance par un médecin libéral.
La télésurveillance médicale facilite le suivi à distance de paramètres cliniques : par exemple, le taux de PSA en cours de surveillance, ce qui évite frais de transport et indemnités journalières.

La télé-expertise concourt à l'amélioration de la prise en charge du patient et offre l'opportunité à un médecin de solliciter l'avis d'un expert, notamment dans des zones qui en sont parfois privées.

L'intelligence artificielle (I.A.) nourrie par les données de l'intelligence humaine, est une logique artificielle avec la capacité d'auto-apprendre des résultats de ses propres décisions avec un algorithme développé à partir d'une cascade d'opérations mathématiques grâce à la puissance de calcul des ordinateurs conjuguée aux capacités de génération et de stockage de masses gigantesques de données (Big data). Elle investit tous les domaines de la santé : prévention, dépistage, diagnostic, traitement, recherche, médicaments innovants. Sans fatigue, elle surpasse l'œil humain en matière de diagnostic du cancer du poumon sur radiographies, de cancer du sein sur mammographies, de mélanome cutané sur photographies, et de rétinopathie diabétique sur images du fond d'œil. Par exemple, pour le cancer du poumon, un algorithme d'apprentissage automatique développé à partir de dizaines de milliers de radiographies normales et de radiographies pathologiques (cancer pulmonaire, tuberculose, pneumonie, pneumothorax) donne un meilleur diagnostic que celui de radiologues généralistes, radiologues spécialisés en pneumologie ou médecins non radiologues [134] . Après avoir ingéré de très nombreux dossiers cliniques et publications scientifiques, elle est capable de proposer une approche thérapeutique, à l'instar du super-ordinateur IBM Watson : « c'est un membre supplémentaire dans l'équipe. Il oriente le médecin vers les

134 Eui Jin Hwang et al. JAMA Network Open. 2019; 2(3): e191095. doi:10.1001/jamanetworkopen.2019.1095 .

éléments les plus importants du dossier du patient. Il suggère un traitement et donne le niveau de fiabilité de sa réponse »[135] à tel point qu'une concordance thérapeutique de 90% fut obtenue entre une équipe médicale et Watson sur des centaines de patientes atteintes de cancer du sein. L'I.A. « s 'impose aussi pour concevoir et évaluer in silico (par ordinateur) des médicaments totalement innovants, avec à terme la perspective d'éviter l'expérimentation animale et de réduire les études cliniques chez l'homme »[136].

L'I.A. peut-être perçue comme un « soutien du pouvoir du patient permettant de [re]devenir un acteur essentiel de sa pathologie par encapacitement : accès à des connaissances accrues sur sa pathologie, trouver des articles scientifiques correspondant à leur situation, accéder à des protocoles de recherche clinique en vue d'une inclusion, dialogue avec les professionnels de santé et possibilité de capturer des données en vie réelle » (professeur Philippe Cinquin, Université Grenoble-Alpes).

L'I.A., la digitalisation, les technologies connectées modifient la formation des métiers de la Santé pour plus de compétences et de pertinence en renforçant la formation ambulatoire dans les territoires : « Il faut poursuivre l'effort de développement de la formation pour et par les nouveaux outils digitaux et numériques, en particulier dans nos centres de simulation. Cependant, la plupart de nos centres sont sous-dimensionnés et sous équipés. Or, pour réussir votre souhait d'une sécurité accrue des soins, le principe de ne passer aux « soins réels qu'après formation en simulation est une condition sine qua non. Les étudiants doivent être formés à l'utilisation des objets connectés (télémédecine, télésurveillance, télé-expertise...) mais aussi à combiner intelligence artificielle (aide au diagnostic et à la décision) à leur intelligence naturelle (compétence, empathie...). Ces développements justifient de construire les nouveaux métiers de la santé numérique-connectée, notamment par des doubles cursus qu'il faut mettre

---

[135] Poirot P. Le Monde 6 Novembre 2014 Big Data. Vers une médecins préventive et personnalisée, p 3

[136] Moingeon P. Intelligence artificielle : la révolution arrive dans le secteur du médicament Le Figaro 30 janvier 2023, p 13

en place. Un effort majeur est nécessaire pour réussir cette transformation (...) qui implique un continuum pédagogique entre formation initiale et formation continue et le déploiement d'une ingénierie pédagogique portée par les facultés de santé »[137] .

Elle modifie la responsabilité médicale, et le Conseil National de l'Ordre des Médecins a recommandé « que le développement et les recours aux technologies ne puissent pas avoir la mission de remplacer la décision médicale partagée avec le patient, qui reste singulière » ; il demande en cas de proposition thérapeutique émanant d'un algorithme, que le malade en soit averti, afin d'établir la responsabilité et la valeur ajoutée de chacun.

Elle doit rester au service de l'intérêt général en compagnonnage avec le médecin dont l'émotion, la conscience et l'approche humaniste sont les attributs. Une veille pluridisciplinaire est à instaurer sur sa transparence, sa sécurité, la reproductibilité de ses données, accompagnée de réflexions éthiques, déontologiques et philosophiques pour éviter l'écueil d'une gouvernance algorithmique.

La santé est « le premier bien et le fondement de tous les autres en cette vie » (Descartes 1596-1650), ce que les français ont confirmé durant la pandémie de coronavirus. Ce bien commun n'a pas de prix mais un coût, que l'économie impacte en retour. La bonne santé individuelle et collective se présente comme un bouclier contre les crises à venir, écologique, pandémique ou sociale. La santé représente 11.3% du PIB et son budget global « n'entre pas dans le schéma classique de l'offre et de la demande, dont l'équilibre est assuré par la fixation d'un prix. Il faut une régulation étroite de la profession, des assurances publiques ou privées pour protéger les patients. Plus que tout autre secteur, elle dépend des progrès d'une branche, la recherche médicale, qui est par nature un bien

---

[137] Conférence des doyens des facultés de médecine. Les 13 propositions des Conférences des Doyens. Jean Sibilia, le 8 novembre 2019. Lettre au Ministre de la Santé.

public »[138]. L'hôpital public plébiscité par les Français ne fait pas du séjour mais du soin qui exige des soignants, présence humaine, dévouement et bonté, en étant confrontés à des obligations administratives avec indicateurs de performance, référentiels de compétences et rapports d'audit. Ces charges croissantes peuvent leur faire perdre prise sur leur travail et sa maîtrise, brouiller leur sens des valeurs et leur estime, en les ramenant au rôle de prestataires de service. Et pourtant, pendant la pandémie de Covid 19, en dépit du manque de moyens techniques, de lits et de personnel, médecins et soignants ont géré avec dévouement, solidarité et ingéniosité les services de réanimation. L'hôpital public mais aussi l'hospitalisation privée doivent maintenir un soin global ouvert à la haute technicité, aux maladies chroniques, aux comorbidités, tout en préservant la dimension médico-sociale du patient et la qualité du lien relationnel entre soignés et soignants : « rien ne doit être perdu de la bonté, de l'amour du prochain, de la profonde solidarité avec celui qui souffre sans lesquels il n'est pas de médecine »[139].

J'ai connu l'ère des services, des départements, des pôles avec chef de pôle, directeur administratif de pôle, cadre supérieur de pôle coiffant les cadres de santé des services, plus investis dans une supervision administrative que dans l'organisation et l'assurance qualité des soins. Il en est résulté un centralisme administratif et une hypertrophie du secteur administratif par rapport au secteur médical qui devrait être rectifié, car les bilans sans visage traduisent mal l'humanité, l'exigence et la complexité des soins. J'ai eu l'insigne honneur d'être assistant (1976-1977) au Centre de lutte contre le cancer (CLCC) Georges François Leclerc à Dijon, dirigé à l'époque par le professeur Ferdinand Cabanne (1920-2003), Président de la Fédération des centres de lutte contre le cancer, devenue plus tard Unicancer. Un CHU, à l'instar des CLCC, ne pourrait-il pas avoir un médecin comme directeur général, qui assure sa

---

[138] Cohen D. Homo Economicus, Prophète (Egaré) des Temps Nouveaux. Albin Michel. 2012, p 195

[139] Bernard J. Grandeur et Tentations de la Médecine Buchet-Chastel,1976. p 317

politique sanitaire et sa gouvernance, épaulé par un directeur administratif. Un directeur général « investi d'un pouvoir de codécision sur le projet médical et la structuration des activités médicales, sur les nominations de responsables médicaux et sur la priorisation des choix d'investissement » ce que revendique la conférence des présidents de CME de CHU[140].

Le Ségur de la santé a permis une revalorisation des salaires des personnels médicaux et non médicaux des hôpitaux, mais n'a pas traité la question de la revalorisation de la permanence des soins, du travail de nuit, des gardes et des astreintes[141]. Un plan d'attractivité et de fidélisation devrait concerner aides-soignants, infirmiers - pratique avancée, spécialité, recherche clinique, administration - praticiens hospitaliers et praticiens hospitalo-universitaires, et fortifier la collaboration entre secteurs publics et privés. L'accès aux soins devrait bénéficier des nouvelles communautés professionnelles territoriales de santé, regroupant les professionnels d'un même territoire qui souhaitent s'organiser, à leur initiative, autour d'un projet de santé pour répondre à des problématiques communes; ces associations financées sur fonds publics favorisent les interactions et facilitent la concertation entre professionnels de santé et professionnels du secteur médico-social.

Alors que l'anatomo-pathologie, la biologie moléculaire et le séquençage de l'ADN tumoral caractérisent le type de cancer et personnalisent les traitements, plus que jamais les sciences fondamentale, clinique et humaine sont nécessaires aux médecins, « pour satisfaire aux trois impératifs scientifique, économique, affectif qui règlent désormais toute médecine »[142]. Le parcours de soins est une odyssée, le malade guéri est un héros qui par volonté, courage et dépassement, a triomphé d'une situation extraordinaire. Quant au malade en échec, il ne doit pas perdre espoir : l'échec local reste accessible aux

[140] Extrait de la Dépèche, Vendredi 19 Juin 2020.

[141] Médecins. Bulletin national du Conseil de l'Ordre. Numéro spécial Mai 2023, p 16

[142] Bernard J. Grandeur et tentations de la médecine. Buchet/Chastel. 1976, p 192

traitements médicaux systémiques, confortés par la chirurgie et/ou la radiothérapie ; l'échec métastatique, nimbé d'incertitudes, laisse la perspective d'une guérison ou d'une survie prolongée, grâce aux thérapies ciblées et à l'immunothérapie plus ou moins associée à la chimiothérapie, selon la nature du cancer, le statut clinique, le nombre et le site des métastases. A n'en pas douter les échecs d'aujourd'hui feront progressivement place aux succès de demain, par la pratique du dépistage, l'approche pluridisciplinaire, les résultats d'immunothérapies par manipulation du système de défense immunitaire, l'avènement d'un vaccin à ARN messager paramétré en fonction de la tumeur en cause. Mais au-delà de l'expertise, l'écoute et l'empathie du médecin demeureront indispensables à l'accompagnement du malade.

Ouvrages du même auteur

Bolla M, Couderc P, Malinas Y, Vrousos C
Les cancers de l'endomètre. Collection Monographies de Cancérologie, Masson, Paris, 1983

Bolla M. Faure G. (sous la direction de)
Les cancers uro-génitaux.Doin, Paris, 1983

Bolla M, Racinet C, Vrousos C (sous la direction de)
Endometrial Carcinoma. Karger, Basel, 1986

Bolla M, Chambaz E.M, Vrousos C (sous la direction de)
Growth factors and oncogenes. Colloque INSERM, vol. 190.
John Libbey Eurotext, London, Paris, 1989

Bolla M, Martin P (sous la direction de)
Les Marqueurs Tumoraux. Masson, Paris, 1989

Bolla M (sous la direction de)
Le dépistage du cancer par le praticien. Masson, Paris, 1993

Bolla M, Rambeaud J.J, Vincent F (sous la direction de)
Local Prostatic Carcinoma. Contribution to Oncology
Karger, Basel, 1994

Bolla M, Vincent F (sous la direction de).
Du dépistage au diagnostic précoce : Le cancer du sein aujourd'hui. Diagnostic, Pronostic, Traitement. 20ièmes Journées de la Société Française de Sénologie et de Pathologie mammaire. Grenoble 22-24 Octobre 1998,Arnette, 1998

Bolla M, H. van Poppel (Editors).
Management of prostate cancer. A multidisciplinary approach
Springer, 2012

Bolla M. H. van Poppel (Editors).
Management of prostate cancer. A multidisiplinary approach. Second edition. Springer, 2017

Structures éditoriales du groupe L'Harmattan

L'Harmattan Italie
Via degli Artisti, 15
10124 Torino
harmattan.italia@gmail.com

L'Harmattan Hongrie
Kossuth l. u. 14-16.
1053 Budapest
harmattan@harmattan.hu

L'Harmattan Sénégal
10 VDN en face Mermoz
BP 45034 Dakar-Fann
senharmattan@gmail.com

L'Harmattan Cameroun
TSINGA/FECAFOOT
BP 11486 Yaoundé
inkoukam@gmail.com

L'Harmattan Burkina Faso
Achille Somé – tengnule@hotmail.fr

L'Harmattan Guinée
Almamya, rue KA 028 OKB Agency
BP 3470 Conakry
harmattanguinee@yahoo.fr

L'Harmattan RDC
185, avenue Nyangwe
Commune de Lingwala – Kinshasa
matangilamusadila@yahoo.fr

L'Harmattan Congo
219, avenue Nelson Mandela
BP 2874 Brazzaville
harmattan.congo@yahoo.fr

L'Harmattan Mali
ACI 2000 - Immeuble Mgr Jean Marie Cisse
Bureau 10
BP 145 Bamako-Mali
mali@harmattan.fr

L'Harmattan Togo
Djidjole – Lomé
Maison Amela
face EPP BATOME
ddamela@aol.com

L'Harmattan Côte d'Ivoire
Résidence Karl – Cité des Arts
Abidjan-Cocody
03 BP 1588 Abidjan
espace_harmattan.ci@hotmail.fr

Nos librairies en France

Librairie internationale
16, rue des Écoles
75005 Paris
librairie.internationale@harmattan.fr
01 40 46 79 11
www.librairieharmattan.com

Librairie des savoirs
21, rue des Écoles
75005 Paris
librairie.sh@harmattan.fr
01 46 34 13 71
www.librairieharmattansh.com

Librairie Le Lucernaire
53, rue Notre-Dame-des-Champs
75006 Paris
librairie@lucernaire.fr
01 42 22 67 13

www.ingramcontent.com/pod-product-compliance
Lightning Source LLC
LaVergne TN
LVHW021220061026
849535LV00008B/2827
9782140489853